リカバリーストーリーとダイアログ

WRAP®を始める!

精神科看護師とのWRAP®入門

● リカバリーのキーコンセプトと元気に役立つ道具箱 編 ●

編著
増川ねてる　藤田茂治

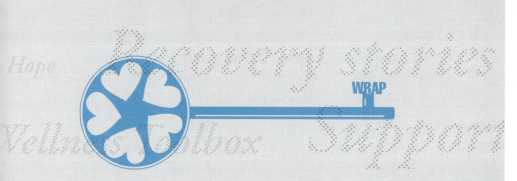

まえがき

みなさん，こんにちは。
この本で，「リカバリーストーリー」と「ダイアログ」に参加しました増川です。
まずはみなさん，この本を手に取ってくださり，ありがとうございます。
みなさんが，この本を手にしてくれていることが，まず嬉しいです。時間をかけて，何人かの仲間たちと力を併せて，想いを込めて，この本を作りました。

『WRAPを始める！ 精神科看護師とのWRAP入門』。精神看護出版という専門出版社から出版されていますが，「看護師さん用の本」という訳では必ずしもありません。どんな方が読んでも，それぞれが感じるところがあるかと思います。かくいう僕も，精神科看護師でも，看護師でさえありません。WRAPファシリテーターであり，ピアサポーターです。精神的な困難を体験し，WRAPに出会い，WRAPを使いリカバリーをした精神保健医療福祉に関しての，一当事者です。

副題が「精神科看護師とのWRAP入門」となっていますが，「誰と？」に関しては，それはシンプルに，今，この文章を読んでいる「あなたと」ということになります。

「あなた」は，看護師さんかも知れませんし，そうでないかも知れません。元々WRAPは精神科の医療ユーザーの間で広まってきたと思うのですが，近年の「WRAP」の普及状況から考えると，もしかしたらこれを読まれているのは，医療ユーザーや，副題に出てきている看護師さんではない人のほうが多いかもしれません。医療福祉の関係者でないことも十分に考えられます。

いずれにしても今，目の前でこの文章を読んでいらっしゃる「あなた」とのWRAP入門です。

この本には，たくさんの精神科看護師さんが登場してきます。もちろん，そうではない人も，僕も含めて存在しています。そして，いわゆる「当事者」の僕がリカバリーストーリーを語り，そして（いわゆる支援者である）「看護師」でWRAPの仲間と，ダイアログをしていきます。

それでは，これからどんな人が登場してくるかと言いますと……。

まずは，僕と同い年で，WRAPファシリテーター，訪問看護師をやっている藤田茂治，コモンくん。この本は，コモンくんとの「意気投合」によって生まれました。「精神科医療を次の時代にシフトさせていくには，やっぱり看護師さんへのアプローチが必要だよね」，そうやって僕たちはそこに可能性を探していました。そしてコモンくんが精神看護出版に働きかけて，「ねてるのWRAPによるリカバリー体験記」が，2015年1月から『精神科看護』にて，月1回の連載として始まりました。「WRAPをはじめる！」のスタートです。

この一連の流れ，プロデューサーが「コモンくん」。
　そして，僕のリカバリーストーリーを編集し，この文章を読者にとって読みやすくしていくことに力を注いだのが編集部の鈴木基弘さん。鈴木さんは，毎月の，「リカバリーストーリー」の原稿が滞らないようにタイムマネジメントも行っていました。
　ダイアログのパートをテープ起こしをして，読者の方に届けられるようにしてくれたのは，霜田薫さん。霜田さんは，僕たちのいろんなところに，時に飛び，時に遊び，時に漂い，時に交わり溶け合ってゆく……，そんなダイアログの場に共に身を置いて，想いに形を与えていきました。無理も笑って対応し……そしてこの本が，「みなさんが手に取れる形」となりました。
　ここに加えて，WRAPファシリテーターで，ピアサポーターの僕，増川ねてるが全体の企画に関わりました。作りたい本があったのです。「リカバリーストーリー」を2015年1月〜2016年8月まで書いています。そして，「ダイアログ」に，コモンくん，霜田さん同様，全回参加させていただいております。

　次に，ダイアログ，参加メンバーの紹介です。本書の目玉である「ダイアログ」のセッションには，WRAP仲間で，看護師の友人9名が参加してくれました。「精神科看護師との」という副題がついている所以，です。ここで全員を紹介したいのですが，その気持ちはグッとおさえます（笑）。「どんな方が出てきて，何を語るのか？」。お楽しみは，本編へ。

　……そして忘れてはならないのが，コラムに寄稿してくれた，精神科看護師さんの5人の仲間たち。それぞれが「独立した立場から」，それぞれの想いで，視点で，自身の言葉で書いてます！

　この本は，登場人物合計18人で，語られ，綴られ，作成されました。それぞれが，それぞれの「体験」から言葉を発して，文章を綴った。これは，僕たちのWRAP経験と想いを語り合った1つの「記録集」です。

　その本を，今，こうして，みなさんが手にとっている，そのことが，とても嬉しく，僕にとっては希望です。

　ありがとう。

2016年5月27日　湯田温泉にて　増川ねてる

目次

まえがき　　　　　　　　　　　　　　　　　　　　　　　　（増川ねてる）　ii
この本の構成について　　　　　　　　　　　　　　　　　　（増川ねてる）　vii

第1章　WRAPをつくり，使うようになるまで　オープニング

Recovery Story 1　WRAPをつくり，使うようになるまで
　　　　　　　　　　　　　　　　　　　　　　　　　　　　（増川ねてる）　12

Dialogue 1　オープニング―Opening
　　　　　　　　　　　　　　　　　（増川ねてる×藤田茂治×安保寛明）　25

第2章　元気に役立つ道具箱

Recovery Story 2　元気に役立つ道具箱
　　　　　　　　　　　　　　　　　　　　　　　　　　　　（増川ねてる）　36

Dialogue 2 Side-A　元気に役立つ道具箱―Wellness Toolbox
　　　　　　　　　　　　　　　　　（増川ねてる×藤田茂治×木下将太郎）　49

Dialogue 2 Side-B　元気に役立つ道具箱―Wellness Toolbox
　　　　　　　　　　　　　　　　　（増川ねてる×藤田茂治×池田真砂子）　56

Column 1　WRAPと私―あなたが，あなた自身の元気のために
　　　　　　　　　　　　　　　　　　　　　　　　　　　　（船越明子）　67

第3章　リカバリーのキーコンセプト

Recovery Story 3　リカバリーのキーコンセプト
　　　　　　　　　　　　　　　　　　　　　　　　　　　　（増川ねてる）　72

Dialogue 3　リカバリーのキーコンセプト―Key Recovery Concepts
　　　　　　　　　　　　　　　　　（増川ねてる×藤田茂治×小成祐介）　88

Column 2　WRAPと私―WRAPと精神科看護の親和性
　　　　　　　　　　　　　　　　　　　　　　　　　　　　（有本妥美）　97

希望

Recovery Story 4　希望
　　　　　　　　　　　　　　　　　　　　（増川ねてる）　*102*

Dialogue 4　希望—Hope
　　　　　　　　　　　　　（増川ねてる×藤田茂治×安保寛明）　*117*

 自分の責任（主体性）

Recovery Story 5　自分の責任（主体性）
　　　　　　　　　　　　　　　　　　　　（増川ねてる）　*128*

Dialogue 5　自分の責任（主体性）—Personal Responsibility
　　　　　　　　　　　　（増川ねてる×藤田茂治×鎗内希美子）　*144*

 学ぶこと

Recovery Story 6　学ぶこと
　　　　　　　　　　　　　　　　　　　　（増川ねてる）　*152*

Dialogue 6　学ぶこと—Education
　　　　　　　　　　　　（増川ねてる×藤田茂治×菊池ゆかり）　*168*

Column 3　WRAPと私—どのような人にも役立つセルフヘルプシステム
　　　　　　　　　　　　　　　　　　　　（矢山　壮）　*176*

 自分を権利擁護すること

Recovery Story 7　自分を権利擁護すること
　　　　　　　　　　　　　　　　　　　　（増川ねてる）　*180*

Dialogue 7　自分を権利擁護すること—Self-Advocacy
　　　　　　　　　　　　（増川ねてる×藤田茂治×宮本有紀）　*195*

Column 4　WRAPと私—WRAPを通じて，その人らしく生きること
　　　　　　　　　　　　　　　　　　　　　　　　　　　（岩瀬信夫）　206

 サポート

Recovery Story 8　サポート
　　　　　　　　　　　　　　　　　　　　　　　　　　　（増川ねてる）　210

Dialogue 8　サポート—Support
　　　　　　　　　　　（増川ねてる×藤田茂治×松井洋子×村尾眞治）　226

Column 5　ともにLet's Wellness Recovery！
　　　　　　　　　　　　　　　　　　　　　　　　　　　（相澤和美）　237

第9章　エンディング

Dialogue 9　エンディング—Ending
　　　　　　　　　　　　　　　（増川ねてる×藤田茂治×宮本有紀）　242

あとがき　　　　　　　　　　　　　　　　　　　　　　（藤田茂治）　252

この本の構成について

　ここには，僕たちのことを知っていてくださる方も，まったく「初めまして」という方もいらっしゃることと思います。WRAPについて「よく知ってる」という方も，「少しは知っているけど実際はどんなものなんだろう」と思っている方，「初めて目にした」という方もいらっしゃるでしょう。また，僕たちと同じように「WRAPクラス」を行っているWRAPファシリテーターの方たちも，あるいは，「WRAPを作って使っているよ！」というWRAPユーザーの方もいるかと思います。そんな，たくさんの方たちを想像しながら，まずみなさんにお伝えしたいのは，
　「この本は，WRAPに関しての教科書や，マニュアル，ガイドラインの類ではない」
ということです。
　WRAPは近年では，「自分のトリセツ」という表現をよく聞くように，〈自分でデザインするプラン〉です。自分をうまく扱えるようになりたいと願っている人すべてに開かれた，ウェルネスリカバリーのための「総合的な仕組み」だと，僕は思っています。なので，決まった「形」はなく，〈自分にあった形〉〈自分によくフィットする〉のがいちばんよい，その人の「WRAP」なのだと僕は思います。
　ですから，ここに書かれていることは，「自分にはどんなWRAPがよいだろうか？」と試行錯誤の末に手にした，その人が使っているWRAPなんだという風にとらえていただけると，よいと思います。

　WRAPは，自分をうまく扱えるようになりたいと願い，そのための努力を積んできた人たちにより開発されました。最初の書籍は，1997年のメアリー・エレン・コープランド（Mary Ellen Copeland）さんの著作です。メアリー・エレンさんの調査から始まり，多くの人の手を得て開発されてきた「WRAP」に出会い，触発され，「自分でも自分のWRAPを作って，使って，生活をしてみる」ということをしてきた人たちの1つの「体験談」と，それら「体験」をもっている人たちでの「ダイアログ」（会話）を集めた「ストーリーテリング」と「ダイアログ」をメインに据えた本，それがこの本です。
　ここにあるのは，1人1人の「体験談」で，その場で語り合ったのは人の「実体験に基づく言葉」です。すべてのWRAP関係者の統一見解ではありません。そうではなくて，僕たちにとって，1人1人の，これが事実なのです。
　教科書でもなく，解説本ではない，「生の声」。
　僕たちは，「生のリアルな体験」からお互いに学び合うことができると思っています。

　この本は，①リカバリーストーリー，②ダイアログ，③コラムと3つのパートによって構成されています。

まずストーリーテリングですが，これは一個人の体験談です。しかも，執筆の時の僕の状態や，状況や，その時取り組んでいること，その時の世界観の元に，語られています。なので，初出の掲載誌の表紙も収めています。月刊誌『精神科看護』を読んでらした方は，「ああ，あの時の号のだね」と思われるかも知れませんし，掲載誌を読んでらっしゃらない方でしたら，その掲載時の年月日から「あの頃の雑誌に載った文章なんだ」くらいに感じていただけたら幸いです。僕にしても今もう一度書くとしたら，この文章の通りではないと思います。読み返してみたら，いまはすでにしなくなってる表現もあります。……それでも，エッセンスは変わらないかも知れない……ですが。ややこしいけれども，僕としてもわかりません……（笑）。

　「WRAPって」とか，「WRAPでは」という言い方もしていますが，これも「僕にとってのWRAPって」だったり，「僕のWRAPでは」ということです。ただ，僕の内面の語り（ストーリーテリング）ですので，「僕にとって」や「僕の」は，文字として付けられてはいませんが，それは含んでいるものとしてとらえていただけたらと思います。WRAPは，あくまでも個人の体験として存在しているものだと，思っています。ちょうど「ザ・ロック」「ザ・ミュージック」「ザ・リカバリー」というものがないのと同じように。

　「例えばこんな使い方」として，図の掲載もありますが，これは僕がWRAPを勉強する時に作成したものです。当時，文字が中々頭に入って来なくて……。そこに書かれていることを理解するために図にしたものです。何か公式なものでも，一般的な共通認識としてのものではなく，あくまでも僕の個人的な「観方」「捉え方」です。でも，自分はこのように観て，WRAPを使っているので，「体験談」を話す時にも，これがあると僕の観方を話しやすい……ということで掲載しています。僕の物語は，あくまでも僕個人の物語。「正解」でもなければ，何かの方向性だとも思っていません。個人的な体験（談）です。あまたある中の，あくまでも一例です（もちろん，僕にとっては，たった1つの，他のものには変えられない貴いものです）。

　ここのパートでみなさんに大切にしていただきたいのは，このストーリーに触れて，現れてくる皆さん自身のストーリーです。ここで立ち現れてくるもの，それこそが「尊いみなさんのストーリー」だと思います。だからそれを，それこそを，大切にしていただきたいものだと思うのです。

　ダイアログのパートについては僕とコモンくんが「この人とこのパートでダイアログをしたい！」ということで，声かけをして実現しました。もっといろいろな立場の人とダイアログをしたいというものありましたが，今回はそれをグッと抑えて精神科看護師さんに絞ってのダイアログとなりました。

人は,「実際の体験談」という板の上に乗ることで対等になれるのではないかと,僕は思います。「誰もが,この瞬間瞬間を体験している1人の人間だ」ということで,「僕たちは対等である」と思うのです。また,〈今ここ〉という,僕らが実際に生きている「場」。〈今ここ〉の場に置いて,僕たちは出会いつながることができる存在なのだと思うのです。過去は人それぞれですし,未来はあまりにも不確定。しかし,〈今ここ〉は,そこに「こころ」や「意志」を開きさえすれば,人と人とがほんとに出会って,こころを,意志を通わすことのできる「場」が現れると思うのです。

　そして,〈変化〉は,その僕たちが本当に出会い,こころや意志を通わすことのできる,この〈今ここの場〉で起きていくと思うのです。そんな世界観をもって,全10回のダイアログを行っていきました。みなさんもこのダイアログを読んで,思い浮かんだことを,他の人と,あるいは自分自身とダイアログしてみることをお勧めします。

　このダイアログはとても新鮮で,ワクワクし,ドキドキして,「ああ,そうだったかぁ」とか,「すっきりしたー」や,「もっと,話したい！　この時間終わらないでよー」というものでした。もっとも,自分によかったから,みなさんにもよいとは言い切れないところではあるのですが,それでも自分にはよかったから,みなさんも,どうかな……と思うのは「人の常」として思って,笑って受け取っていただけたら,幸いです。

　そして,コラムのページです。教育や臨床の現場にいる5人の精神科看護師に「私とWRAP」という共通のテーマで執筆していただきました。「リカバリーストーリー」と「ダイアログ」という"場"の影響を強く受けている位置からの表現から少し離れたところ……場の影響を受けていない「独立した位置からの記述」にも,大きな意味があると思い,収録しました。ダイアログの輪の中にいなかった人が,どのようにこの「WRAP」を観ているのか,それに触れていただけたらと思います。場から独立したところでの,「語り」です。

　最後に,この本は『出現する未来（講談社,2006）』と,YMOの『増殖（アルファレコード,1980）』,そして,RCサクセションの『COVERS　カバーズ（キティレコード／現ユニバーサルミュージック,1988）に大きな影響を受けています。先行する作品に敬意を表したいと思います。

　では,みなさん,前置きもそろそろ終わり,『WRAPを始める！』の始まりです。では,どうぞ！（増川ねてる）

執筆者一覧

Written and Edited

- 増川ねてる　特定非営利活動法人東京ソテリア：ピアサポーター／WRAPファシリテーター（アドバンスレベル）
- 藤田　茂治　訪問看護ステーションりすたーと所長

Recovery Story

- 増川ねてる　前掲

Dialogue

- 安保　寛明　山形県立保健医療大学看護学科准教授
- 木下将太郎　訪問看護ステーションみのり／精神科認定看護師
- 池田真砂子　特定非営利活動法人ゆるら社会生活サポートセンターこみっと就労支援員
- 小成　祐介　社団医療法人新和会宮古山口病院地域生活支援室室長／精神科認定看護師
- 鎗内希美子　訪問看護ステーションみのり／精神科認定看護師
- 菊池ゆかり　訪問看護ステーションりすたーと／精神科認定看護師
- 宮本　有紀　東京大学大学院医学系研究科健康科学・看護学専攻精神看護学分野准教授
- 松井　洋子　訪問看護ステーションみのり横浜／精神科認定看護師
- 村尾　眞治　有限会社Taka.Co 訪問看護ステーションPURくるめ東所長／精神科認定看護師

Column

- 船越　明子　兵庫県立大学看護学部精神看護学准教授
- 有本　妥美　医療法人社団あずま会あずま会倉敷病院看護部長
- 矢山　壮　京都学園大学健康医療学部看護学科講師
- 岩瀬　信夫　日本赤十字広島看護大学特任教授
- 相澤　和美　国際医療福祉大学大学院医療福祉学研究科教授

第1章
WRAPをつくり，使うようになるまで
オープニング —Opening

第1章　WRAPをつくり，使うようになるまで　オープニング

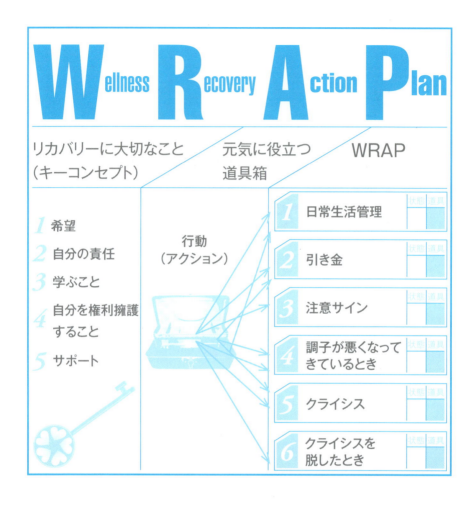

たとえば……こんな使い方
WRAPをつくり，使うようになるまで

僕は「自分」の扱い方を学ぶことなく，大人になったと思います。高校生の頃あたりから，自分自身に手を焼いてきました。それがWRAPに出会って変わりました。「自分の取り扱い方」が見えてきたのです。「自分のトリセツ」……作るなら，みなさんは何を望み，願うでしょうか？

プロローグ

「僕にはそれがない」
頭の中が空っぽでした。
そして，その空っぽの頭の中でひたすらひたすら，「それ」を探して視線を動かしていました。……しかし，そこには何もない。

「あなたは，どうやって自分を労わっていますか？」
2006年，冬の夜。WRAPをはじめた仲間で，市営の建物の会議室，定例の勉強会をしていたときのこと。この勉強会は，その年の秋に，アメリカからジーニー・ホワイトクラフトさんというWRAPファシリテーターが来日し，WRAPに関する講演会とワークショップを僕の住む千葉県市川市で行ったことがきっかけで結成した「WRAPのグループ」ではじめたものでした。
その日のテーマは〈元気に役立つ道具箱〉。
「あなたは，どうやって自分を労わっていますか？」「私は○○○」「僕は○○○」。
それぞれがそれぞれの"自分を労わる方法"について話していきます。しかし僕は……それを見つけることができませんでした。
「じゃあ，好きなことは？」
「音楽を聴く，本を読む，昔は詩を書いていたけれども……」
「うん」
「いまは，詩は書かない。音楽は，いまは，"ボ・ガンボス"を聴いている。"どんと"がかっこいい」
「へー」
そんな会話になったと思います。
でも，自分を労わる方法は……ない。思いつかない。他の人は，「カフェに行く」とか，「美味しいものを食べる」とか言っていたように思います。それらを聞くたびに「へぇー，○○さんはこんなことをしているんだ」「健常者の○○さんも，苦労しているんだな。そしていろいろ工夫して，が

んばっているんだな」と思う一方、「僕には、それがない……」と、さびしい気持ちになったことを覚えています。

あれから、9年の歳月が経ち、僕はいま、WRAPを使った生活を送っています。もっと言えば、WRAPを使って自分の人生をつくっています。薬を飲むことも、もうなくなりました。タバコもやめて随分と経ちます。「まわりの人が僕を殺そうとしている。だから、殺される前にやらなきゃいけない。でも、そんなことはしたくないんだよ。助けてほしい」。そんなことを言った日もありましたし、路上で倒れて救急車で病院へ搬送されたのは、今年の夏でした。現実の世界と夢の世界が交じりあうことは日常茶飯。しかし、薬物療法は現在行っていません。自分の〈元気に役立つ道具箱〉と、〈リカバリーのキーコンセプト〉を使うことで（つまり、自分の「WRAP」を使うことによって）、生活をしています。

第1章は、WRAPに出会って9年。僕はこれまでどのようにして自分のWRAPをつくっていたのか、どんなふうにWRAPを使うようになっていったのかについて、綴っていきたいと思います。

そもそもWRAPって何？

WRAPは、「Wellness Recovery Action Plan」の頭文字をとったもので、日本語では「元気回復行動プラン」と訳されています。本としてまとめられたのが、アメリカでは1997年（初版、改訂版2002年）、日本語訳が出たのが2009年。その本から紹介すると、「元気回復行動プラン（WRAP）は、不快で苦痛を伴う困難な状態を自分でチェックして、プランにそった対処方法を実行することで、そのような困難を軽減、改善あるいは解消するための系統だったシステムです。（中略）。このシステムは、長年にわたってさまざまな精神的な困難に対処し、元気に生活を楽しむための努力をしてきた人々によって開発されました」[1]というものです。

WRAPがユニークなのは、精神症状を経験した「当事者」の生活のなかから「生まれた」ものだということ。つまり、何かのデータにもとづい

て仮説検証をくり返し，精度を上げてつくり上げられた「プログラム」というよりは，リカバリーした当事者の声をていねいに記述していたらこうなりました，という「事実」の集積であるということだと，僕は思います。触れるたびに，これまでたくさんの困難を抱えながらも，自分の人生をつくろうとしてきた先人たちの意志や思いにありがたさを感じ，敬虔な気持ちになります。

　WRAPは，治療者が患者に与える「治療プログラム」ではありません。自分でつくる自分のための「アクションプラン」です。自分のもっている「生活の工夫」や「考え方のコツ」をどう使っていくのかを「自分自身でデザインするプラン」です（人につくってもらった，あるいは「つくらされたWRAP」はWRAPではありません）。

　私が，WRAPに出会ったのは，2006年の初めのころ。薬物療法に失敗してそれまで使っていた薬が使えなくなり，仕事を辞めて，生活保護を受けるようになり，その後，通うことになった福祉施設でのことでした。当事者活動，ピアサポートに関心をもち，「どうしたらこれまでの経験を活かして，仲間同士支えあえるのか」を模索していたころ。これまでたくさんの薬を飲んできたし，治療法もいろいろ調べてみたけれどうまくいかなかった。それが，福祉施設に通うようになると，自分と同じような経験をしている人たちがたくさんいて，生身の声をたくさん聞くようになりました。これまでどんなに説明してもわかってもらえなかったことを「わかるよ，俺もそういうことがあったから」と言ってくれる人に出会いました。そして，お互いに「体験者」ならではの話をするようになりました。

　そんなときです。「そうしたらWRAPというものがあるよ」と，アメリカで仕事をしていたとある方がWRAPを紹介してくれたのです。「アメリカの当事者たちは，当事者の手でつくられたWRAPというものを使っていたよ」。

　そして，2006年の秋に，先述したジーニーさんが来日し，日本で最初のWRAPワークショップが開催され，WRAPに出会い，そして仲間同士でWRAPの勉強をはじめました。そして，冒頭の会話になります。

「あなたは，どうやって自分を労わっていますか？」

まず，〈元気に役立つ道具箱〉をつくることから

　このことが，最初，私にはわかりませんでした。自分の「元気に役立つこと」を書きだしていく。楽しいことのように思われるかもしれませんが，当初私は「いまさら？」「なんだか幼稚な感じがする……」と思ったものです。それよりもほしいのは，自分の病気を治す方法。自分の得意なこと，好きなことは知っている。でも，それではどうにもならないことがあるから困っているんだ。いいときはいい。でも，そうでないときがあるから，なんとかしたいと思っているんだ，と思ったのです。

　それで，〈元気に役立つ道具箱〉をそこそこにつくると，すぐに次のパートへと進みました。

　次は〈日常生活管理プラン〉。これは「いい感じの自分」を紙に書いて，さらにそのために「毎日すべきこと」と「時々するとよいこと」を書いていく。

　〈引き金〉。自分にとっての「苦手な刺激，状況」を書いて，「そのときにすること」を書いていく……難しい。

　〈注意サイン〉。自分の「内側で起こる微かな変化」を書いて，「そのときにすること」を書いていく……どうしていいかわからない。

　さらに〈調子が悪くなってきているとき〉〈クライシス〉〈クライシスを脱したとき〉……。

　さっぱり，わからない。自分がどうなるかもわかりませんし，そもそもその「嫌な感じ」をなんとかしたくてそのための方法を探しているところ。それがわかっていたら苦労はしない。それに，調子が悪いときのことを思い出すのはつらい。反対に「いい感じ」を見つめるのもいいけれども，それは時に白々しく，なんだか夢を見るだけのような感じがして，現実離れしているようにも思えました。「いい感じ」のときばかりではない，そうでないときがあるから困っているんだ。自分探しも疲れる……。

試行錯誤は続く，しかし……

　しだいに，WRAPの何がいいのかがわからなくなっていきました。友人は「これはいい」と言って，自分のWRAPを小さなノートに書き，それを持ち歩いて使っていましたが，私にはそのよさがわからず，「WRAPにも合う人と合わない人がいるってことだな」と思っていました。

　そして，調子を崩して入院。病院で自分を落ち着かせ，退院したその年（2007年）の3月。日本で初めての『WRAPファシリテーター養成研修』が福岡県の久留米市で開催されました。私もそこに参加することになっていたのですが，参加条件は「自分のWRAPをもっていること」でした。正直WRAPのよさはよくわからない，でもかかわっていきたい，さらに「WRAPファシリテーターになりたい！」という思いもどこかにあり，再びWRAPをつくりはじめました。

　〈元気に役立つ道具箱〉，いつものどおり「本を読む」「音楽を聴く」「宝石が好き」「長風呂」。まぁ，こんなところかな。それよりプランをつくらなきゃ……〈引き金〉〈注意サイン〉〈調子が悪くなってきているとき〉……やっぱりわからない。それらを解決する方法がないから困っているのだから……。

　この状況は，ファシリテーター養成研修に行って帰ってきてからも続き，自分のWRAPはなかなか完成しませんでした。

　そして，また入院。「僕には，自分の方法がない……」。入院中に何か見つけられるかもと思いましたが，見つけられないままでした。退院後，もう一度WRAPを初めから勉強し直してみようと思い，メアリー・エレンさんのホームページの日本語版を真剣に，ノートを取りながら，読みはじめました。そして，そこにこんな言葉が記されていたのです。

　WRAP で最初にやることは，あなたにとっての元気に役立つ道具箱を作ることです[2]。

　もう自分探しには疲れていましたし，困ったときの解決策は探しても見

つからない気がしていました。ただ，仕事はしていませんでしたが，生活保護の受給中でしたので焦らなくてもよい状況でした。体調も不安定であったため，焦らず，ゆっくりWRAPに取り組んでみよう，そう思いました。

WRAPは生活のなかにあった

　再び〈元気に役立つ道具箱〉をつくりはじめました。京極夏彦の『今昔物語』，北方健三の『ブラッディドールシリーズ』『秋水』『お前を信じている』。好きな本や，ホームヘルパーさんにもらった果物（梨），友人からもらった言葉。何か元気になりそうなものやことを「見つけた！」と思ったときには，ポケットに入る小さなノートにそれを片っ端から書き込んでいきました。そして，ことあるごとにそのノートを開いて見ることをはじめたのです。

　「見つけた！」こと，「うれしかった」ことを書いていくと，ノートはしだいに埋まっていきました。そして，そのノートを見る習慣を続けていくうちに，自分のある傾向に気づいたのです。ノートには「いいときに見ているページ」があれば，「嫌なことがあったときに見ているページ」がある。「イライラしたときに役立つことが書いてあるページ」があれば，「"よし元気をチャージ"というときに見ているページ」もある……。

　「あ！」と思った瞬間でした。

　僕には僕のWRAPがあった！　それはWRAPのプランの順番どおりには書いてはありませんでしたが，紛れもなく，WRAPでした。そして，これまでプランがつくれなかったのは〈元気に役立つ道具箱〉をきちんとつくっていなかったからだったのだと，プランが書けなかった理由がわかりました。

　WRAPはすでに僕の生活のなかにあったのです。ただ，自分の〈元気に役立つ道具箱〉に無自覚であったために見過ごしていたのです。しかし，日々の生活のなかでそのつど「書き残していく」ことで，それらを自覚することができるようになったのでした。

WRAPで最初にやることは，あなたにとっての元気に役立つ道具箱を作ることです。
　これはWRAPを作るときに使うことができる資源のリストです2)。

　後はもう，その〈元気に役立つ道具箱〉を〈いい感じのとき〉〈引き金〉〈注意サイン〉〈調子が悪くなってきているとき〉というWRAPのプランに振り分けていくだけです。それぞれのときに何をすれば効果的かは，先の〈元気に役立つ道具箱〉をつくる過程でよくわかっていたので，振り分けは容易でした。そして，自分のWRAPができました。

WRAPのカタチ

　図1は，いま僕が実際に使っているWRAPです。これまでいろいろなWRAPをつくってみましたが，このカタチが僕にはしっくりきています。
　WRAPとは，「元気でいるために，そして気分がすぐれないときに元気になるために，また自分で責任をもって生活の主導権を握り，自ら望むような人生を送るために，あなた自身でデザインするプラン」[2)]です。つまり，WRAPとは，自分の〈元気に役立つ道具箱〉〈リカバリーのキーコンセプト〉を自分で使いこなせるようにしていくための総合的な仕組み（システム）であるため，人それぞれに異なるカタチがあるのです。AさんのWRAPとBさんのWRAPとでは，カタチも，書いてある内容も違うと思います。そして，つくり方も。
　ですので，図2は1人のWRAPユーザーの例として見ていただけたらと思います。
　工夫した点は，一目でわかるようにしたところ。
　WRAPをつくりはじめたころは，A4の紙に書いて，それをファイルに綴じていくカタチをとっていました。A4の紙1枚につき1テーマ。そうすることでページを開くごとに頭を切り替えることができ，1つのトピックに集中できる点がよかったです。ただし，このファイルを開くことはしだ

第1章　WRAPをつくり，使うようになるまで　オープニング

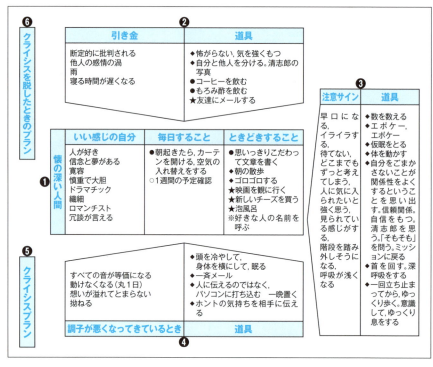

図1　僕がいま使っているWRAP

いにしなくなり，そのまま置かれてしまうようになりました。

　次にとったカタチは，前述したようにポケットサイズのノートに書くといったもの。これは，友人を真似てやってみました。小さなサイズのノートなので見やすい，またちょっとしたときに取り出して書き込むことができ，見返しやすくもあるのでよかったです。ただ，小さなノートとはいえ，それらを括るのには時間もいりますし，使っているうちにこのサイズですら大きいと感じるようになっていきました。

　そこで，最終的にとったカタチが，A4サイズ1枚のWRAPでした。何より便利なのは，一目で見られるところ！　さらに，〈引き金〉や〈注意サイン〉，〈調子が悪くなってきているとき〉〈クライシス〉〈クライシスを脱したとき〉も，1枚の紙にまとめてみると，人生の一部であってすべてで

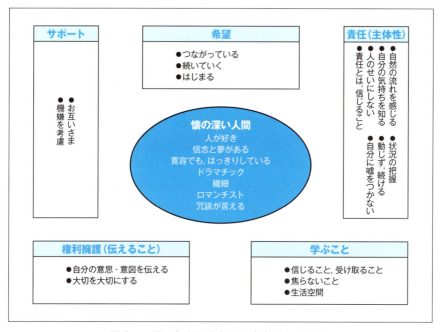

図2 一目でわかるように工夫をしたWRAP

はない，いろいろあるなかでの1つのプロセスだと思えるようになったこと。そして，「いい感じの自分」を少しずつ調整していくことができるようになったことです。

また，あるとき〈いい感じの自分〉と思っていたことが，実は〈注意サイン〉の状態であったとわかり，反対に〈注意サイン〉だと思っていたことが僕にとっては〈調子が悪くなってきているとき〉であったりと，思わぬ発見もありました。そして自分の〈道具〉の使い方，そのタイミングを知っていきました。いまは，このカタチのWRAPを使うことによって，自分の〈元気に役立つ道具箱〉を「いつでも使える」ようにしています。最初は，これを机の上に置いて眺めていましたが，いまは大体のカタチが頭に入っているため，大きな修正が必要なときには書き直すようにしているものの，実物を見ることは少なくなりました。

ちなみに，図1，2と2つあるのは，片方は行動の平面図（図1）として，

もう片方は思考の縦軸(図2)として,立体的に使うためです。

WRAPのある暮らし

　「僕にはそれがない」。冒頭にも書いたとおり,WRAPと出会った当初は,頭の中は透明で空っぽな感じ。探しても,探しても〈道具〉は見つからない感じでしたが,あれから9年。世界にあるものがことごとく〈道具箱〉といったように見えてきます。そして,どのタイミングでそれらを使うのかは,自分次第。そして,WRAPは,だれもが本来もっているのだと,このところは確信しています。

　そして,「最近,こんな道具箱を見つけたよ」「へー,じゃ,僕も試してみようかな」,そんな会話も始まりました。「これが,私がいま飲んでいるもろみ酢です。よかったら,飲んでみていただいてもいいですよ」「では,少し!」,「そしたら,映画を観に行こうか。まだ,開いていると思うよ」「疲れたのでアイスを食べて帰る」「ああ,じゃ僕もそうしようかな」,「はい,これ。好きでしょ」「助かる～」,こんな感じです。

　誰にも,自分の〈元気に役立つ道具箱〉があります。そして,それを自覚することで,それを自分で使うことができるようになります。さらに,その〈道具〉をまわりの人とも共有しておくことによって,自分が上手に〈道具〉を使えていないときには,まわりの人に思い出させてもらうことができます。

　また,自分の〈元気に役立つ道具箱〉をもっている人たちが増えると,先の会話のように,それらをお互いに交換しあうことができるようになります。さまざまな経験が(いいことも,悪いことも),すべてが自分の〈道具〉を見つける機会となり,〈道具箱〉を使う機会となります。

　そして,自分の〈道具箱〉を使うということは,自分のもって生まれたものを使っていくということであり,それは自分の人生を生きていくということになるでしょう。WRAPは,自分の人生を生きていきたいと願うすべての人たちによいものだと思います。

　また,そういう人が増え,そしてお互いに〈道具箱〉の交換をしあえる

状況になったとき，僕のなかに，他者の経験と，その人の実践に対する敬虔な気持ちが湧いてきました。そして，その人への敬意と，それを分かちあってくれることに感謝するようになりました。自分のもっている方法が誰かの役に立ったときには，いろいろあったけれど，試行錯誤しながらやってきてよかった，と思えます。

　WRAPは精神面での困難を経験する人たちのグループによって作られました。この人たちは，自分の元気に役立つことを見つけ出すことができ，それらの道具を使ってつらさを和らげ，元気でいるためにそれらの道具を使うことができることを知っていました。(中略)あなたのWRAPは，日常の言葉を使ってデザインされるもので，元気になり元気であり続けるための鍵を握っています[2]。

誰もが，安心して自分らしく生きられるように

　自分のWRAPをつくり，そのWRAPを使っていくということ。そのことを通して，私は自分を生きられるようになりました。誰かになるのではなく，「自分のもって生まれたもの」を使って生きるということを覚えたから。いまでは，同じように生きている多くの仲間とともに，リアルに生まれた人生を，私として生きていると実感しています。WRAPに出会って，自分の人生が，本当にはじまった……。

　誰もが，安心して自分らしく生きられる社会の到来を願って，『WRAPをはじめる！』を綴っていきます。

　みなさんの，感想，実践の報告をお待ちしております。

　WRAPをはじめてみませんか？

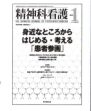

2015年1月号掲載
『WRAPを始める！』
第1回　WRAPをつくり，使うようになるまで

〈引用・参考文献〉
1) メアリー・エレン・コープランド著，久野恵理訳：元気回復行動プランWRAP（ラップ）．道具箱, 1997*.
2) メアリー・エレン・コープランド：メンタルヘルスのリカバリーとWRAP（日本語版ホームページ）．http://www.mentalhealthrecovery.com/jp/aboutwrap.php*

＊ used with permission of Advocates for Human Potential,Inc.

Dialogue 1
オープニング
—Opening

増川ねてる×藤田茂治×安保寛明
収録日：2016年2月25日

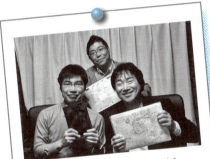

安保寛明（のびぞー）さん（左）。

ダイアログがしたい

増川 あらためまして，こんにちは。
これまで『精神科看護』に自分の体験を連載してきましたが，今回の本ではその体験談にさまざまな人とのダイアログ（会話）を盛り込みたいと思いました。真っ先に僕の頭に浮かんだのは，「のびぞー（安保さんのWRAPネーム）とダイアログがしたい」ということでした。ただ，のびぞーに電話で協力のお願いをするのは少し勇気のいることでもあったんだけど，思い切って連絡してみました。

安保 「のびぞーとセッションがしたい」と。

増川 そう。たしか「のびぞー，久しぶり。今回電話をしたのはね，突然だけれども，ダイアログのセッションがしたいんだけど……。どう？ RCサクセションの『カバーズ』のようなアルバムがつくりたくて，それでダイアログのセッションがしたいと思ってるんだ。いろんな人とのセッションを収めようと思うんだけど，最初の1曲目はのびぞーでいきたくて。どう？ 希望……」。そんなことを恐る恐る言ったのだと思います。

安保 僕はそれを聞いて「それってつまり，忌野清志郎のライブのオープニングに僕がゲストで参加するようなものでしょ？ やるに決まってるじゃん」と答えました。「何言っているの，やるよ！」みたいな。僕がイメージしていたのは，ライブであれば1曲目に歌うようなもので，「これからすごくおもしろいことが始まるぞ！」というイメージだったんです。

増川 うれしかったね，それを聞いて。とても「つながっている感じ」だったよ。そして，ライブとしてのイメージは，清志

郎の『Respect！』って伝えたんだと思う。うれしかったね。「そうだよね，当然やるよね」というのがさ。あれで，決まったね（笑）。

安保 そうそう。「やらないわけ，ないよね？」という感じで（笑）。

WRAPとは何か，ということから

増川 で，今回は道具箱キーコンセプトなんだけれども，その前に，「WRAPって何？」というところから話ができたらいいな。ま，キーコンセプトの前の，前座で（笑）

藤田 はい，「前座です」（笑）。ここでは，まず「WRAPは『WRAP療法などではない』」というところを押さえておきたいね。

安保 創傷管理で「ラップ療法」というのがあったね。

藤田 あったね（笑）。

安保 もちろんそのラップではなく……。僕が「WRAPを紹介してください」と言われたら，それは「自分自身の取り扱い説明書」であると答えています。僕の場合はこの手帳にWRAPを書いているんだ。この手帳の中には，他にもスケジュール帳と住所録があって，お気に入りのお店や場所のリストも入っている。手帳のほかにはタブレット端末も使っていて，「自分の頭のなかに保管できないものを外部に記録している」という感覚で保存しています。ちなみにこの手帳は日記も兼ねていて，「誰と会った・こんな話をした」などが書いてあるんだ。WRAPについては，手帳の中に注意サインや引き金，それに対処プランも書いてあるね。忘れないでおきたいことを手帳に書いておく，そんな感覚なんだよね。

増川 僕のWRAPは1つはA4サイズの紙にまとめたもの。

そして，このWRAP，どうやってつくっていったかという話になるんだけれども……。

そもそもWRAPの考案者である，メアリー・エレン・コープランド（Mary Ellen Copeland）さんが明らかにしたのは，「リカバリーした人は自分の〈道具箱〉をもっている」ということ。そして，人は自分の〈道具箱〉を使っているときには希望や責任も感じている。そして，学ぶことができるし，権利擁護もできるし，サポート関係も築ける。つまり，「希望」「責任」「学ぶこと」「権利擁護」「サポート」という5つのキーコンセプトが回っている。でも，その〈道具箱〉，そのままだと使いづらい。つまり，どのタイミングで使っていいかがわからなくなる。あるいは，使うタイミングを間違えることがある。なので，間違わないために6つのプランが開発された。自分の〈道具箱〉をどんなときにでも，"使えるように"，"使いやすくするために"WRAPは開発された……って，僕は思っています。そして，これこそが，画期的な発明だったと思うんです。

藤田 そうだね。

増川 でもね，最初はそれ，全然わかっていなかった。最初，僕は「〇〇という問題があるから△△という道具を使おう」，

言いかえれば「足りないところに補完する」という発想をもっていたんだ。そして，WRAPをうまく使えていなかったんだよね。まったく，うまくいかなかった。問題解決はできないし……。自分探しは苦しかったし……。可能性を感じたWRAPも嫌になった。しばらくは，やんなくなっていたんだよね。

でも，1回，つくったWRAPが役に立ったことがあって，それでまたWRAPを始めたんだよね。そして，新しく始めたときには，まずそうした「問題／解決」「不足／補い」という発想を脇に置いて，ひたすら〈道具箱〉を集めてみることから始めたの。メアリー・エレンさんのホームページに，「あなたのWRAPをつくりたいと思ったら，まずはあなたの『元気に役立つ道具箱』をつくることから始めましょう」と書いてあったのを見てね。順番があるなら，そのとおりにやってみようと。

そしてさ，ことあるごとに自分の「元気に役立つ道具箱」のノートを見るようになっていき……。すると「『なんだかハッピーだな』と感じているときによく見ているページがあって」「やなことがあったときにみているページがあって」と，自分の傾向というか，そういうものに気づいていって……。「あっ！ これだ！！」って……。気がつけば，自分のWRAPができていたんだよね。僕の場合は，こんな感じだった。「自分のWRAP」ができたときって。

安保　「なんだかハッピーだな」「希望が見えるな」「楽になるな」「つながっている感じがするな」といった感覚に気づけるというのが，WRAPを扱ううえでとても大事だと思う。Wellness Recovery Action Planなのだから，Illnessからのリカバリーではなく，Wellnessであるためのアクションプランでないと。

藤田　僕の感覚では「いつでも『いい感じの自分』に戻ってくる」というものが，Wellness。その「いい感じの自分」によって道が開けていくという感覚がある。

安保　その感覚，いいよね。

増川　いまテーマになっているWellnessという言葉をどうとらえるかという問題でいうとさ，「英英辞典ではWellnessはGood For Your Character（自分的によい）だと解説されている」と教えてくれた人がいて，僕にはその解釈がしっくりきたなぁ。

藤田　必ずしも，「Wellness＝元気／健康」と考えなくてもいい。僕は「『元気回復行動プラン』なのだから，元気じゃないとWRAPではないのだ」と思っていた時期が，あった。でも，そうじゃなかった。あるときのWRAPクラスで，ねてるさんがいま言った「Good For Your Character（自分的によい）」という言葉を知って，かなり納得できるようになったな。

安保　まさに，「いい感じの自分」なんだ。

増川　そう。僕は以前，Wellness Recovery Action Planの訳として「らしさ回復行動プラン」がよいのではないかと言って，それを提唱していたんだけれど，それは，まったく流行らなかった（笑）。学会のステージでも言ったんだけれどもね，反応薄かったなぁ（笑）。

第1章 オープニング―Opening

WRAPとの出会い方

藤田　WRAPやそこで使われている言葉への受け取り方は，「いつWRAPに出会ったか」ということに影響されるんじゃないかと思う。さっきの「元気回復行動プラン／らしさ回復行動プラン」問題でもそうだけど，すでに「元気回復行動プラン」という言葉が広まっているなかでWRAPに触れた人は，どうしても「元気」という言葉に引きずられるよね。

増川　僕はWRAPが日本で広まる前に出会っているから，既定の「言葉」の枠組みのなかでWRAPについて考えることはなかったのかも……。2006年のことです。知っていたのはアメリカにはWRAPという考え方があり，どうやらリカバリーを果たしている人は〈道具箱〉を使っているということ。そのうち，キーコンセプトが5つあると知って「なんだろう，ワクワクするな！」という感覚をもった……。それがすべて。

規定の「言葉による」枠組みがなかったから，そのぶん間違い……。というか勘違いもした。でも，いろいろな人の体験を聞き，自分で試行錯誤することで，正しいと思える道に戻ってくることができたと思う。

そもそもWRAPは多くの人の体験のなかから生まれたものなので，その体験をする必要が，僕にもあったということだと思っている。そして，リカバリーの経験は，人にとって共通点があるんだなぁって思う。言葉じゃなくて，体験……経験なんだよね。WRAPは。だから，経験したらわかる！　その類だよね，WRAPは。

安保　うん。そして，実は，僕も規定の枠組みからはそこそこ自由だと思うよ。

増川　のびぞーがどのようにWRAPと出会ったか聞きたいな。

安保　どこから話せばいいかなぁ。まず，2000年ごろ，大学院の修士課程のときに「リカバリー」という考え方と出会って，その後，東北福祉大に移ったときに，西尾雅明先生（東北福祉大学）とのACT（Assertive Community Treatment：包括型地域生活支援）の立ち上げの時期に，リカバリーやWRAPに関する研究会にも参加したんだ。2009年だったと思うんだけれど，メアリー・エレンさんを仙台にお招きした講演会で話を聞く機会があったんだよ。

そのころちょうど岩手県では相談支援に従事する人材の育成が制度化された時期だった。それで県庁職員の方から西尾先生と僕のところに「相談支援のなかにどうしたらリカバリーの考え方を組みこめるか」という相談が持ち込まれたんだよね。その話しあいのなかで固まっていったのは「保護や処遇の考え方でだれかがご本人を導くという形ではなくて，その人自身がリカバリーに向けて『自分ごと』として所有できるものがあることが重要だ」ということだったんだ。

増川　それがWRAPだったんだね。のびぞーの場合も，「はじめにWRAPありき」ではなくて，どうしたら人は自分自身を取り戻せるかということを考えるなかで，必然的にWRAPと出会ったわけなんだ。

藤田　僕のWRAPとの出会いは，2012年のこと。WRAP1日体験クラスが大阪で

開催されて，参加してみたんだ。最初の印象は……「ふーん，これがWRAPか」という程度のものだったな。2005年には訪問看護ステーションを立ち上げるなど，ACTや訪問看護の実践のなかでリカバリーというものを実体験していたんだけれども，WRAPに関してはどうもしっくりこなかったんだよね。いま考えるとねてるさんが言ったように「はじめにWRAPありき」の出会い方だったので，うまくいかなかったのかもしれない。その後，WRAPファシリテーターも取得したけど，「学んでいるだけ」で，自分で使いこなせている感覚がしばらくはなかったんだ。その後，さっき話したように，「Wellness」を無理に「元気／健康」と考えなくてもいいのだ，Good For Your Character（自分的によい）でいいのだと知って，一気に自分のWRAPに対する理解が深まっていったという感じ。

増川 のびぞーとコモンくん（藤田さんのWRAPネーム）の話の対比で考えると，言葉の呪縛というものはありそうだね。僕とかのびぞーがWRAPに出会ったころは，まだWRAPのなかで使われている言葉も浸透していなかった。だから自分の求めるものと，WRAPで言われていることを，思考錯誤を重ねながら融合していくところから始めざるを得なかった。もちろん，WRAPで使われている言葉も大事だけれど，それにとらわれ過ぎないようにしたほうがいいと思うんだよね。言葉は，そこに行きつくためのメディアだと思うの。そして，WRAPは「初めに言葉ありき」ではなくて，「初めに行いありき」だからね。多くのリカバリーに取り組む人々の経験のなかから生み出されたものだという……。言葉はそこにたどり着きやすくするための，あるいはそれを共有しやすくするための媒介であって，そのものではないと思う。

WRAP／WRAPクラスの違い

増川 えっと，そして，前座の3曲目ですが……（笑）。WRAP／WRAPクラス／WRAPファシリテーターとあるけど，これらって，なんだかいろいろややこしくなっている感じが僕はしていて……。特に，「WRAP／WRAPクラス」。その辺，どうかなぁ。

藤田 「WRAPクラス＝WRAPだ」という誤解は結構あると思うよね。

増川 先ほどのびぞーが言っていたけれど，WRAPは「自分自身の取り扱い説明書」。なので，自分でつくるということが基本の「具体的なモノ」だと思うの。

ではWRAPクラスは何かというと，さきほどコモンくんがGood For Your Character（自分的によい）という言葉に触れたことで「WRAPを"自分のモノ"にできた」と話してくれたように，人の体験談に触れて「ああ，そういうことか！」と「道具の交換や，知恵の交換」をしていって「自分で自分のWRAPをつくっていく」……そんな「場」。ただこれは強調したいんだけれども，WRAPは，WRAPクラスのなかでしかつくれないかというと，まったくそのようなことはなく，1人でも作れる。クラス以外の場でもつくれる。そこは，WRAPをつくりたい人の自由だということ。実際，僕

自身も主には自分との対話を通じていまのWRAPをつくってきたからね。

　そして，WRAPファシリテーターの役割については，なかなか説明が難しいけれど，少なくとも他者のWRAPについて観察したり，モニタリングする人ではないのは確か。

安保　うん。メアリー・エレンさんもWRAPをつくるのに必要なものは紙とバインダー，それと筆記用具だけということを言っているよね。つまり，WRAPクラスは必ずしも必須ではないということ。そのことを踏まえて言えば，WRAPクラスは，他者と共鳴・共振しながら心のなかのフィールドワークを進めていき，自分の内にあるWRAPを更新していく場ではないかと考えているのね。

　僕自身はWRAPクラスを通じていろいろと見えたものがあって，特に印象深いのは，〈安心のための同意〉。「自分はこれだったら安心だ」というガイドラインを自分たちで出しあって，それを模造紙などに書いて目に見える形として残すことで，「自分の言葉がかき消されたりしないで，世界の一部になっている」という感覚が得られる。このことは，自分にとって大きかったなぁ。

藤田　看護師が臨床のなかでWRAPを取り入れることができるとしたら，その感覚ではないかな。臨床で考えてみると，入院している患者さんは自分たちの発する言葉が支援者によって無視されたり，言いかえられてしまうことがあるよね。自分の思いや経験を「そのまま」聞いてもらえる機会は少ない。僕は訪問看護のなかで

WRAPをベースにした看護計画を使っているんだけど，そこで何をしているかといえば，利用者さんから発せられる言葉を修飾せず，言いかえもせず，ありのままの会話を残しているだけ。それでいいんだと思う。僕自身はWRAPクラスのなかで，ある意味で「肯定しかない」環境のなかで，自分のWRAPというものをつくることができたからね。あのWRAPクラスの空気感を利用者のもとに運ぶことが，いま訪問看護師として重視していることなんだ。

WRAPは支援技法ではない

藤田　では，自分のWRAPをもたないままに「WRAPを看護に活かす」という発想をして，対象者とかかわりをもつとどのようなことが起こるか。おそらくは援助職による「当てはめ」が起こるんじゃないかな。つまり「あなたの『希望』はこういうことじゃない？」と本人の言葉や思いを無視，あるいは言いかえてしまうような事態。

増川　それは全然的外れ。何度も言うけれど，WRAPは自分自身の「トリセツ」だからね。

　僕は，かつて自分が「精神病者である」と思っていたときにいつも手元にもっていたプランがあって，いまももっているんだけど，これには専門職によって「外から」観察されたことや，僕自身「外から」自分を観察したことが書きこまれている。当時はこれが必要だったんだけど，あくまで「外から」観察されたなかでできあがったプラン。いまコモンくんの言葉でいえば「当てはめ」によって誰かがつくったプラ

ン。これをWRAPとは呼ばないんだよね……。

安保　ある時期には，そうしたプランが必要なときがあるのかもしれない。でも，それの時期はそれほど長くは必要なくて，しばらくすれば自分のWRAPに移行していく。

増川　そう。薬1つとっても，かつて使っていたプランには薬の服薬に関する注意事項などが書いてあるんだ。たしかに，主治医と十分に話しあいながらつくったものだけど，自分自身の生活のなかからから出てきたものではないのね。でも，自分の生活を見つめてつくっていったWRAPをもち，使っていくなかで，かつて薬剤が僕にもたらしてくれたものは，〈道具箱〉で置き換えが可能だとわかった。これは大きい。薬物療法の功罪の罪のほうをあえて言うとするなら，(副作用ということはとりあえず置いておくとして)，それは，"自分の道具箱を探すことを止めてしまう"ということが，最大の罪だと思うんだよ。

最近，よく思うのは，近代的な精神科医療が広がる以前は，〈道具箱〉だけがあったのではないかということ。でもそれはあまりに偶然性が強くて，汎化されることなく，そのうちに近代的で〈科学的〉な精神科医療の時代がやってきた。そして，多くがそっちに流れていった。一般化していくために。しかし，いまこの時代，WRAPというものが考案され，人がどのようにリカバリーを果たすかが明確になってみたら，そもそもリカバリーの〈元気に役立つ道具箱〉は汎化されるようなものじゃなく，1人1人違っていて，リカバリーには，自分にあった〈道具箱〉を見つけていくことこそが大切だとわかった。そんな物語なんじゃないかと思うんだ。汎化できるようなものではないから，誰かが「処方する」ことはできない。個人がそれぞれ自分でつくんなきゃいけない。時間も手間もかかるかもしれない。でも，それがメンタルヘルスのリカバリーの実態だとわかった。それがいまなんじゃないかと思うんです。僕自身，薬物療法によって学んだことがあるので，薬を全否定するわけではないけれど，リカバリーのプロセスが見えて，WRAPというものが発見されたからには，こちらに移行していくのは必然ではないだろうか……，最近このように思うんです。この分野の歴史というか，流れに関して……。

藤田　その転換のためには，看護師がみずからWRAPをつくってみるというのが第1歩だと思うな。

増川　うん。WRAPは支援技法ではない。自分でつくり，使うもの。看護師さんもWRAPをつくって使ってみることを通じて，みずからの"Wellness"リカバリーするという体験をもってみるといいよね。そうすると，人のもつ「リカバリーする力」を知ることができると思うの。そして，その体験は，みなさんがいま向きあっている患者さんのなかでも「リカバリーは起きうる」のだと信じられるようにしてくれるんじゃないかな。人のもつ「リカバリーする力」を知るためには，まずは自分が体験していないと……。

藤田　そうだね。そして，その感覚を支援者がもっていれば，「当てはめ」るということはしないはず。

第1章　オープニング―Opening

増川　自分がWRAPを使っていれば，「あなたの希望は○○です」と当てはめられることがどれだけ嫌なことか，実感できるからね（笑）。そう考えると，WRAPは「他者への理解」を深めるにも重要なものだね。

藤田　課題は，「WRAP？　気になるけどねえ……」と躊躇している看護師（に限りませんが）に対して，どのように踏み出してもらうかというところだね。この本がその一助となってくれたらいいなと思うけど，自分で取り組まないと全体像はなかなか理解しにくいかと思うんだ。

安保　そうそう，あのね，僕とねてるさんの共通点，っていうことでもってきたものがあるんだ。いつ出そうかと思っていたんだけれども，そろそろ時間も……でしょ？　なので，いま出すんだけれども（プリントを取り出して）。

宮沢賢治の『鹿踊りのはじまり』『雪渡り』という童話ね。この童話が，いま，ねてるさんが言った「他者への理解」だったり，WRAPの意義や全体像を寓話的に示しているのではないかと思うんだ。

『鹿踊りのはじまり』は嘉十という〈百姓〉が湯治への道中で，途中で一休みして，栃と粟との団子を食べるんだけれども。

「こいづば鹿さ呉けでやべか。それ，鹿，来て喰」

と，その場に少し残してその場を立ち去るんだ。しばらくしてから，嘉十は手拭を先ほどの場所に置き忘れたことに気がついて引き返すのだけれど，そこで手拭を囲んでいる6頭の鹿を見つけるんだよ。鹿たちは手拭のまわりをぐるぐる回って，まるで踊りを踊っているようだった。

「嘉十はよろこんで，そっと片膝をついてそれに見とれ」

ていると，不思議なことに嘉十には鹿たちの言葉がわかるようになる。最後には嘉十は，

「もうまったくじぶんと鹿とのちがいを忘れて」

鹿の前に踊り出るの。岩手には「鹿踊」という踊りがあるんだけれど，それをモチーフにした童話なんだ。ここで描かれているのは，他者（この場合，鹿だけど）の世界に触れ，他者の世界に喜びを感じることが他者の言葉の理解につながる，という宮沢賢治の世界観だと思うんだ。

もう1つの『雪渡り』はこのような物語なんだ。

四郎とかん子という小さな兄妹は雪に覆われた野原で小狐の紺三郎と出会います。兄妹は紺三郎に狐が人を騙すという歌を歌います。対して紺三郎は，

「だまされたという人は大抵お酒に酔ったり，臆病でくるくるしたりした人です」

と答え，幻燈会（いまで言う映画上映会）に2人を誘うのね。幻燈会で上映されたのは，人間の大人たちが酒に酔った姿。結

局のところ「狐に騙された」というのは，酒に酔った人間の大人の空言なの。最初は躊躇していたんだけど，兄妹は幻燈会で出された黍団子も食べるの。閉会の辞で紺三郎は次のように述べるんだ。

「みなさん。今晩の幻燈はこれでおしまいです。

今夜みなさんは深く心に留めなければならないことがあります。

それは狐のこしらえたものを賢こいすこしも酔わない人間のお子さんが喰べて下すったという事です。そこでみなさんはこれからも，大人になってもうそをつかず人をそねまず私共狐のいままでの悪い評判をすっかり無くしてしまうだろうと思います。閉会の辞です」。

幻燈会の出席者たちは，

「感動して両手をあげたりワーッと立ちあがりました。そしてキラキラ涙をこぼしました」。

この童話で宮沢賢治が示しているのは，異なる者に対するレッテル張りを剥がし，その溝を乗り越えるには，無知ではなくて"無垢"。

要するに「シンプルな気持ちで一緒に楽しむこと」が鍵なのだ，ということ。

この2つの童話で描かれているのは，共鳴・共振による他者の世界や言葉への理解の仕方なんだと思う。今回のダイアログでも述べたんだけれど，WRAPとは，他者と共鳴・共振をしながら心のなかのフィールドワークを進めていくなんじゃないかな。この本を読んでWRAPに関心を抱いた人は，この童話で描かれているような感覚をもって，WRAPや人とのかかわりに取り組んでほしいと思う。

増川・藤田　ありがとうございました。

Dialogue1　オープニング―Opening 了

元気に役立つ道具箱
―Wellness Toolbox

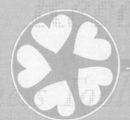

第2章　元気に役立つ道具箱—Wellness Toolbox

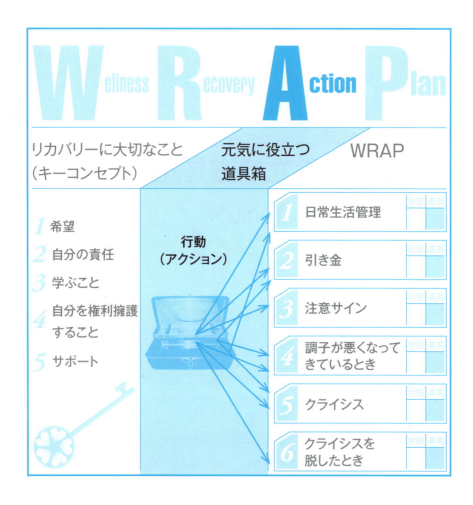

たとえば……こんな使い方
元気に役立つ道具箱

これは WRAP をつくるときに使うことができる資源のリストです[1]。
みなさんの，生活の工夫，〈元気に役立つ道具箱〉はなんですか？

ある日,とある精神科病院の病棟で……

「泣くことです。
泣くと,心が浄化されるのです。
だから,私が泣いていても,止めないでほしいです」

　ある病院で開催したWRAP（以下,WRAP）ワークショップでのこと。その日のWRAPは病棟にいるすべての方が対象でした。入院している患者さんはもちろんのこと,看護師,精神保健福祉士,作業療法士,医師……さまざまな立場の人がそこにはいました。病棟……僕も精神科,閉鎖病棟での入院経験がありますが,病棟は生活の場。その「生活の場」で,その社会を構成する人たちで集まって,

「みなさんにとっての『生活の工夫』はなんですか？」

　ある患者さんが手をあげました。

「私にとっては,泣くことです」
「泣くことが,生活の工夫なんですね」
「はい」
「泣くと,どんなふうになるのですか？」
「泣くと,心が浄化されるのです」
「泣くと,心が浄化されるのですね。ありがとうございます……」

と,僕が言うと……,
言い終わるか終わらないかのタイミングで
「だから,私が泣いていても,泣くのを止めないでください」
その方が言いました。

　少し,場が静かになったように思います。静かになったような……,そ

れでいて少しざわついたような，不思議な時間。
　そして，看護師さんだったと思いますが，ある方が「わかりました」と言って，その患者さんの近くに行き，こう語りかけました。

　「泣いていると心配になるんです。どうしたら，いいですか？」
　「傍にいて，泣かせてくれたらいいです。そうすると，私の心は浄化されますから」
　「わかりました。いままでごめんなさいね。今度から，そうしますね。話してくれて，ありがとうございました」

　あたたかいものが，流れました。

〈元気に役立つ道具箱〉

1）誰もがもっているもの

　誰にでも，自分に合った〈元気に役立つ道具〉があります。それは，「泣くこと」かもしれないし，「笑うこと」かもしれない。本章は，この〈元気に役立つ道具箱〉について書いていきたいと思います。
　「WRAPとは何か，一言で答えてください」と問われたら，私は「自分の〈元気に役立つ道具箱〉をいつでも使えるようにしていく仕組み」と答えるでしょう。第1章でもお話しましたが〈元気に役立つ道具箱〉とは，

　WRAPを作るときに使うことができる資源のリストです[1]。

　それは何か特殊なものでも，訓練の結果手に入る特別なもの（もちろんそういう種類のものもあるのでしょうが）でもありません。頭のいい人のみが手に入れられる高級なものでも，お金がある人だけが求めることのできる高額なものでもありません。「誰もがもっている」ものです。自分が「これだ！」と思っているものが，その人にとっての〈元気に役立つ道具箱〉。それは，「自分」を，「自分の生活」をていねいに見てみることで，見

えてくるものだと思います。

　ある人は，仕事で疲れた日には「焼き鳥を買って，車の中で食べながら帰る」だろうし，がんばった日には「"サーティワン"のアイスクリームを食べる」かもしれない。「"ハーゲンダッツ"がいいな」という人，「"ピノ"だよ」という人もいるでしょう。

　批判的な意見を受けたときには「コーヒーミルをカリカリして美味しいコーヒーを淹れて飲む」人がいれば，「いちご味のポッキーを食べる」と気分が落ちつく人もいる。木に抱き着くと安心するという人もいるし，想い出の写真に癒される人，「地図を見て想像のなかで旅行をする」という人もいました。

　僕なら，「仮眠」は欠かせませんし，「ゴロゴロする」こともいい。「空を見る」と頭から言葉が消えていくので楽になりますし，「いろんなチーズを食べる」と世界の複雑性に触れることができて可能性の世界が拡がる。眠れない夜には「"プリングルス"を食べる」となぜか眠れるし，昨年は「シャボン玉」がとても楽しくて，大きなシャボン玉の筒を旅先でも必ず持ち歩いていました。疲れたときには「もろみ酢」がいいですし，「カーテンを開けてから眠る」ことで，朝起きられないということは，まずなくなりました。

　〈元気に役立つ道具箱〉は，人と同じものである必要はなく，他の人にとって役に立つものであるかどうかも問われません。「自分にとってはこうだ」というものがある，そこが重要なポイントです。そして，生活は〈元気に役立つ道具箱〉で溢れているように思います。本章は，そのこと（生活は〈元気に役立つ道具箱〉で溢れている）について，観ていこうと思います。

2) ぎりぎりのときにしていること—緊急時でも〈元気に役立つ道具箱〉

　僕は，今年の春にとてもショックなことがあり，それ以来，「大切にしてきたものが理不尽に奪われる」という感覚から逃れられなくなりました。

......安全なところから，僕が大切にしているものを自分勝手な価値判断で色づけして，違うものにして引き剥がす人がいる。「それは違う」と思い，まわりにも「護ってほしい」と伝え，サポーターから「大丈夫だから」と言われても，奪われる感覚が消えてくれない。「そんなことはない，大丈夫だから」とサポーターに近くで言ってもらっても，少し落ち着いて大丈夫かなと思っても，ショックなことが起きた場所の近くでは，体が固まってしまう。笑顔をつくることはできるのですが，その場所が近づいてくると体が動かなくなり......そして体から力が抜けて全身崩れ落ち，救急車で病院に運ばれる......そんなことが続いていました。

「薬を飲む」「入院する」という方法もあると思うのですが，仕事もありますし，薬物中毒の経験があるので薬は使えない。そのとき僕がしていたのは「映画館に入り浸る」でした。自分にはこれがある，ということを知っていたから，それを使うことができました。ある日は，朝から晩まで3本の映画を観ていました。

知らなかったら......入院して薬の調整をすることを主治医に相談したか，それが叶わないとしたら「やっぱり世界はダメなんだ」「僕は病気で生きられない」と，とても絶望的なところに陥っていたと思います。

「映画館に入り浸る」。この方法は，薬物中毒がひどかったときに，テレビでドラマや映画，アニメを観るととても落ち着いていられたことがヒントになっています。僕は，"物語"で物事をとらえる傾向があるので，頭の中で展開されるストーリーに飲み込まれそうになったときには，別のストーリーで頭を満たすようにするといいようです。

かつて，リタリン中毒（一晩で100錠を使ったこともあります）で，その他にもたくさんの処方薬物（パキシル依存きつかったです）に依存したのですが，やがて体がついていかなくなりました。そのころは，薬が切れると近くの音も遠くの音も同じ距離に感じ，脳の神経が外にまで突き出している感じでした。すべての刺激に敏感になっているため，意識は外部刺激に翻弄される......。薬が切れると脳みそが鉄の棒でグルグル掻き回される感じ。自分が，意識が，バラバラになっていく。そのなかで，自分を1つにまとめてくれるのが「物語（ストーリー）」だったのです。

大好きだった本は読めなくなっていたので,つけていれば目に入ってくるテレビはありがたかったです。ニュースやドキュメンタリー,歌番組ではなく,ドラマや映画,アニメなどの「物語」を観る時間がホッとするひとときでした("プリキュア"の第1回目がはじまったときのことをよく覚えています。日曜日の朝は,救われていました)。こうした経験から,「物語」は僕にとって,頭(意識というか,世界というか……)をまとめる効果があることがわかったため,いざというときにはこの方法を使っています。

しかし,忘れてしまっていた……

WRAPと出会い,誰もが〈元気に役立つ道具〉をもっていること,そしてそれは自分の生活,人生のなかにあるということがわかってきました。僕はいま,それらを使って生きていますが,以前はそうではありませんでした。特に,精神科に通うようになり,本格的に薬物療法をはじめたころはそうでした。

「自分は精神病だ。だから,薬で治療をしないと,症状が現れる」

精神障がい者となってから(つまり,仕事ができなくなって障害年金を受給するようになり,さらに離婚して,生活保護を受け,障害者手帳をもつようになってから)は,そう思っていました。

「自分は精神障がい者だ。だから薬で頭を補わないと,まともな人間ではいられない。薬を使わないとしたならば,欠けた人間として生活するしかない」。

いまならば,"自分"を知ることができれば"自分として"生きていけると思えるのですが,そのころはそうではなかったのです。自分は欠けた人間だから外から何かで補わないと……そう思っていました。

10年以上前のことになりますが,もっとも多いときには,僕は9種類の薬を飲んでいました(写真1)。さらに脳内物質の材料にと,数種類のサプリメントを飲んでいました。リタリンを飲めば,意識は澄み集中力は増しました。パキシルは,さまざまな囚われから解放されて世界が広がる感じがしましたし,ハルシオンは意識が抑えられていく感じで,眠りに

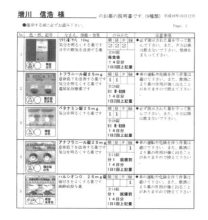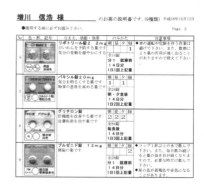

写真1　当時飲んでいた薬たち

入れました。そして，脳内物質をつくるためにサプリメントを組み合わせて……。頭の中で起きていることは，脳内物質の調整でコントロールできると思っていましたし，それはある程度うまくいっていたと思ってもいます。

　しかし……。「医療では，もう限界です。薬の中毒になっています。これからは薬を減らすことにして，福祉を使っての生活をお勧めします」。主治医にそう言われたとき，頭が真っ白になりました。「病気なのに，どうしたらいいのだろう……」「薬がなかったら，また足らない人間になってしまうよ……」。悲しかったです。また「福祉を使って，障がい者として生きていく……それも，嫌だ……」とも思いました。

　薬を使って，補って，僕も「本来の自分」として生きていきたい。病気にならなければあったであろう「自分の人生」を生きていきたいと思いました。

　しかし，体が，限界でした。

治療，薬で僕が見てきたもの

1）光明，そして葛藤

19歳。僕が最初に「それは精神病かもしれません」と言われたときのこと。

そこで初めに抱いた感情は「うれしさ」でした。光明が見えたと思いました。それまで，自分に起きている「なんとも説明のつかないこと」，これまでの自分の経験からは「理解できないこと」に関して，「説明してくれる」人がいる。もう「そんなことは気のせいだよ」とも，「怠けているだけだよ」「若いころはそういうことよくあるよ」「そんなことはないはずですよ」とは言われない。僕に起きていることを，現実として認めてくれる人がいることは，とてもホッとすることだったのです。そして，医学的に解釈できるのならば，治療を受ければこの状態から解放される。そして，もとに戻れると思いました。

しかし，その期待は消えました。根本治療は，いまの医学では不可能。薬で緩和できても，あくまで薬が効いている間であるため，服薬は継続する必要がある。症状を理解してくれる人はいた，しかし治すことはできない……。どうしたらいいのだろうと，ショックでした。

そして少量から薬を飲みはじめ，薬が効いていると症状がなかったころに戻ったように感じる。反対に切れたときの現実の壊れた頭。その落差。治らないことへのショック。葛藤がはじまりました。

2）薬がくれたもの

そして，何回かの入退院と薬の調整。5年間ほどそうした生活を送っていました。そして「もう薬ではどうにもならないなら……」と，病院に行くのをやめ，2, 3年薬なしで生活をしました。

その後，生活はうまくいかなくなり，再度精神科の病院で検査を受け，相談をして，薬を飲むことにしました。怖かったけれども，自分でコントロールできない頭では，やりたいことができない……。当時，僕はそれまでの仕事を辞め，日本語教師になるべく専門学校に通っていたのです

が，眠けが強くて起きていられないでいました。

　服薬を再開。すると……戻ってきました。自分の頭を自分でコントロールできる。それまで，できないでいたことができるようになり，勉強していることも面白いぐらい頭に入ってくるようになりました。参考書の間違いを見つけて出版社に電話をしたこともあったぐらいです。そして，『日本語教育能力検定試験』にも一発で合格。戻ってきたと思いました。

　しかし，当時結婚していた妻には「もう薬やめて。私の知っているあなたではなくなっている……。帰ってきてよ」と言われたのです。僕は「これが本来の僕なんだよ。いままで病気でできなかったことがたくさんあったけれども，そしてとても悔しい思いをしてきたけれど，やっと僕は戻ってこれたんだ。本当の僕をみて」と話していました。

　とはいったものの，日本語教師の仕事を少ししていても，自分に自信がなく，経済的にも妻の収入に頼っている状況でした。また資格はとったものの，日本語教師として働くには学歴がなく，また薬が効いている間はいいけれども，切れたときには意識レベルが下がるため周囲に合わせた行動は困難でした。そのため，個人レッスンの講師とスーパーで品出しのアルバイトをして生活をつないでいました。

　その後，知りあいがやっている広告会社で雇ってもらい，一定の収入を得ることができるようになりましたが，やはり仕事の成果にムラがあり過ぎるということで，仕事を続けることができなくなってしまったのでした。いよいよ経済的になんとかしなければと思い，保健所や市役所に相談したところ障害年金という制度があることを知り，受給することとなりました。

　薬は，僕に「脳機能の回復」をもたらしてくれました。そのお陰で日本語の仕組み，また広告会社の社員時代には，パソコンの使い方，プレゼンテーションや想いを形にする方法を学び，身につけることができました。いまでも，それらはとても役に立っています。あのとき薬がなかったら，いま僕が使えているナレッジやスキルを得ることはできませんでした。つまり，いまの自分はなかったのです。

WRAPで僕が見てきたもの

1) 〈元気に役立つ道具箱〉に戻る

　誰にも，それぞれ〈元気に役立つ道具箱〉があるはずです。しかし，先述のとおり，そのことを忘れてしまう事態が僕の人生では起きていました。その結果，自分には合っていない暮らしのなかで，違和感とともにきゅうきゅうと生きていく……。似たようなことは多くのところで起きている気がします。

　いま使っているWRAPを見ると，そこには自分が精神病とわかる前，得体の知れない状態から抜け出したくて，苦し紛れにしていたこと（「大切なテストの前には，一度完全に意識を飛ばす」「覚醒したいときにはチョコレートや，砂糖」など）がしっかりと入っています。この本来自分がもっている〈元気に役立つ道具箱〉を忘れ，「化学薬品だけが脳機能を回復させる」といつの間にか思い込んでしまっていたのです。しかし，僕は単なる化学式ではない，"生身の体"をもつ人間であり，化学物質だけでははみ出てしまうものがたくさんあるため，薬だけではうまくいかなくなってしまいました。そして，もう一度，自分の体と精神に戻ってきたとき（つまり自分の〈元気に役立つ道具箱〉に戻ってきたとき），リカバリーがはじまりました。自分の〈元気に役立つ道具箱〉のスイッチが入ったのです。

　そして，WRAPによって，「自分を生きる」という人生がはじまりました。

2) あらためて，〈元気に役立つ道具箱〉のポイント

　〈元気に役立つ道具箱〉は，自分で見つけたものかもしれませんし，他の人から学んだものかもしれません。また，それは他の人からすると奇異なもの，理解不能なものかもしれません。あるいは「病気の症状」に翻弄されている状態と見なされるかもしれません。たとえば，電話が多くなることを「〈道具箱〉をちゃんと使っている」ではなく，「頻回の電話は病状の悪化」とみるといったようなことです。しかし，その人自身が「電話をすること」を意識的に使い，機能しているのであれば，その人にとってそれは大切な〈元気に役立つ道具箱〉に違いないのです。ここがポイント

です。

　人は，自分の方法であれば，みずからコントロールすることができます。反対に，人に勧められても自分に合っていないものであれば，(そもそも自分のものではないので) 使いこなすことはできないでしょう。

　僕は，よく眠ります。眠ると頭がリセットされるので，よく眠ります。仕事中でも，合間を見て眠ります。ワークショップの最中でも，休憩時間に横になって寝るようにしています。それをしないでいると意識が濁り，自分のコントロールが効かなくなります。ここでは「横になって眠る」を〈元気に役立つ道具〉として使っているのです。しかし，それを「病気の症状」や「甘え」と思われると，とてもつらくなります。自分のことは，経験の主体である自分がいちばんよくわかっています。ですから，先の「横になって眠る」ことを「ねてるの〈元気に役立つ道具〉」として承認していただけると，とても温かい気持ちになります。「病気」は，ここでは意識が濁ること，幻覚がひどくなることであり，「横になって眠る」ことは〈道具〉の1つ。この区別がとても大切です。

　そして，自分の〈元気に役立つ道具〉となったとき，それは自分でコントロールできるものになります。

　自分のWRAPを作るには，元気に役立つ道具を見つけることからはじめます。それは自分に最も役に立ちそうなもので，必要なときに，あるいは毎日，または特定の感情がおきたり特定の経験をしたときに，どのように用いるとよいのかがわかっているものです[1]。

WRAP＝自分の〈道具箱〉を使って生きること

　WRAPとは，自分の〈元気に役立つ道具箱〉を自分で使っていくための仕組みです。そのため「支援者につくらされたWRAP」は，もはや「WRAP」ではありません。反対に，その人を追い詰めるものになる危険性すらあります。〈元気に役立つ道具箱〉は処方できるようなものではなく，自分の生活のなかから，あるいは他の人の生活からみずから学んで

いくもので，一般化できる類のものではないのです。

　そのため，WRAPクラスにおいても，ファシリテーターがアドバイスを与えるということはしません。クラスのなかでは「批判は役に立たない」ということが共通認識となっており，誰かが誰かの専門家になるということは決してしません。それぞれが自分自身の専門家であるということが支持されます。何が役に立つ／役に立たないかを知ること，そしてWRAPをつくることができるのは，その人生を体験している本人だけです。

　くり返しになりますが，誰かが誰かのWRAPをつくることはできません。「自分の扱い方」を学ぶのが，WRAPクラス／WRAPワークショップという場です。その人が望まないタイミングで，誰かがそれを与えることは，たとえ共同作業であったとしても，結果的にひどい事態を引き起こすことになると思います。

　僕が，主治医からもらったいちばんの贈り物は，薬ではありませんでした。生活保護を抜けて，自分の収入だけでやっていこうと仕事を決めたとき，朝起きられないかもしれないという心配から「先生は朝起きるために，どうしているのですか？」と尋ねました。すると，その応えは「私は，夜眠る前にカーテンを開けて寝るようにしています」でした。そこで，僕もその方法を試してみると，難なく朝起きられるようになったのです。これは，どの薬よりも，いまの僕の生活に役立っています。

　生きているということは，自分の〈道具箱〉を使っていくということです。誰もが，自分の人生を生きている当事者です。そしてWRAPとは，自分の〈道具箱〉を自分で使っていくための仕組みなのです。

　いま，僕は「これが自分の〈元気に役立つ道具箱〉だ！」と思ったときには，正方形の付箋紙に書いて手帳に貼っています。手帳は毎日開くので，自然と目に入ってきます。また，部屋の壁にも付箋を貼り，その方法が自分のなかで"あたりまえ"になったときに剥すようにしています。パソコンには，この1週間で意識しようと思っている〈道具箱〉が貼られています。

第2章　元気に役立つ道具箱―Wellness Toolbox

　WRAPで最初にやることは，あなたにとっての元気に役立つ道具箱を作ることです。これはWRAPを作るときに使うことができる資源のリストです[1]。

　みなさんの，生活の工夫，〈元気に役立つ道具箱〉はなんですか？

> ＊1　この図は，あまり調子がよくなく，文章がうまく頭に入ってこなかったときに，メアリー・エレンさんのホームページを読みながら僕が作成してみたものです。ですから，公式のものではありませんが，僕は「こんなふうにWRAPを見て，使っています」ということを伝えるために，そして各章で紹介する要素がWRAPのなかのどのような位置づけにあるものなのかを説明するために，そのつど使っていきます。

〈引用・参考文献〉
1) メアリー・エレン・コープランド：メンタルヘルスのリカバリーとWRAP（日本語版ホームページ）．http://www.mentalhealthrecovery.com/jp/copelandcenter.php＊

＊ used with permission of Advocates for Human Potential, Inc.

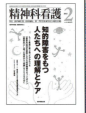

2015年2月号掲載
『WRAPを始める！』
第2回　元気に役立つ道具箱
あなたにとっての，生活の工夫はなんですか？

Dialogue 2 Side-A(収録日:2016年3月14日)

Dialog 2 Side-A
元気に役立つ道具箱
—Wellness Toolbox

増川ねてる×藤田茂治×木下将太郎
収録日:2016年3月14日

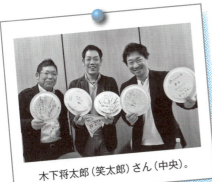
木下将太郎(笑太郎)さん(中央)。

「なんだコレは!?」という感覚

増川 ……いきなりなんだけど(笑),今回「元気に役立つ〈道具箱〉について笑太郎(木下さんのWRAPネーム)とダイアログのセッションがしたい」と言われたときの気持ちから教えてもらってもいい?

木下 僕はいまだにWRAPを使いこなせていない感覚をもっていたり,実際に目を通すことをしていなかった時期があったので,「果たしてこの役目が自分でいいのだろうか!?」と戸惑いがありました。し かし,「自分の体験を話してくれればいい」ということであったので,それであれば少しは役には立てるかなと。……「自分でいいのか」という不安と「役にたてば」という期待の両方を感じましたね。

増川 そっか。それじゃぁ,遡って,笑太郎がWRAPと最初に出会ったときの印象は?

木下 正直なところ,「なんだコレは!?」という感覚をもちましたね。WRAPに初めて触れた当時はやはりWRAPを「自分のためのもの」とはとらえていなくて,精神疾患をもった人たちが開発したものだと聞いていたので,自分の職場の患者さんに「こういうものがあるので,一緒に学んでみませんか」とお伝えするつもりでした。このような受け取り方だったからクラスが講義形式でなく,みんなと一緒に「あなたの希望はなんですか?」と聞かれるものだから,「え? 意味がわからない!」と思いました。看護師として自分がどのような看護観をもっているかについてはそれなりの意見はあるのですが,「素の自分」,つまり看護師になる前の自分というものの内側をよく見てみるというのは,

初めての体験でした。とにかく「希望？自分の〈道具箱〉？　なんだそれは？」という感じです。

増川　それでも〈道具箱〉をあげたんだね。

木下　そうです。とにかくあげてみました。最初は「こうしなければ／こうでなければならない」という〈道具〉があがりました。「1日3回きちんと歯を磨く」……などです。しかし実際に実行してみると，非常に面倒なのです。面倒なので続かない。しかし〈道具箱〉ということを意識して生活するなかで「こうしなければ／こうでなければならない」ということではなくて，自然な自分に立ち戻る，いつもの自分を忘れないためのものなのだということに気づいていきました。そして，意識して〈道具〉を集め出すと自然と広がりが出てくるという感覚をもつことができたのです。

増川　それ，わかるなぁ。

木下　WRAPに触れた初期には〈道具〉として「歌を歌う」ということがあったのですが，自分が普段どおりのときにはそれでいいんですが，しんどいときのために特定の歌を〈道具箱〉に入れておくなどしておくと，自分の使える〈道具箱〉が豊かになる，選択に幅がでてくるのですよね。そして，外の世界に関心を向けて，
「これも〈道具〉だ」
「あれも〈道具〉だ」
と気がつけるようになったというのは，僕にとっては大きかったですね。そうすると，"他人の〈道具〉にも関心が出てくるの"です。「あの人の〈道具〉は参考になりそうだ」というように。

「WRAPをいったん置いておこう」と思った

増川　しかし笑太郎は「WRAPをいったん置いておこう」と思ったことがある……，これはどういった意味なんだろうか？

木下　はい，それは……，WRAPを見ていないという意味ですね。WRAPを意識していなかったんです。WRAPを使っていたときには外出中にいろいろなものを目にして「ああ，こんな道具も参考になりそうだ」と感じることが多かったんですが，「WRAPを置いておいた」時期は何も目に入らなかった。外に出て"ただ目的を果たしているだけ"。たとえば，僕の〈道具箱〉には「ラーメン食べ歩き」というものがあるんですが，WRAPを置いておいた時期であれば，「ただ食べるだけ」という状態でした。

それが今回，ねてるさん，藤田さんとのセッションに呼ばれたことをきっかけに，もう一度バラバラになった自分のWRAPを整理してみました。そうすると，いろいろと新しい気づきがありましたね。

増川　たとえば……，どのような？

木下　そうですね，「WRAPを意識することで，wellnessを意識していた『元の自分』に戻れるんだ」という感覚といったらいいでしょうか。たとえば，ここ（精神看護出版会議室）に来るために地図を見ていたら，行ったことのあるラーメン屋の近くだと気がついて……。気づくということは，自分の〈道具箱〉に意識が向いているということだと思うんです。少し前であれば気づかないままスルーしていたように思います。

もちろん，ラーメン屋が目につけば食べますよ，ラーメンは。昔から好きですから。しかし自分のなかで〈元気に役立つ道具箱〉と結びついていない場合は，いくら食べても，「ただ食べるだけ」。1日1回，月に30回食べても，「ただ食べるだけ」。また僕の場合，昔からいろいろなところを徘徊したり，ここだと思ったところで野宿をするという習慣がありました。好きでやっていることなのですが，WRAPを体験する前と後ではその意味合いに変化が生まれました。以前はただ徘徊して，ただビルの隙間で眠るということをしていましたが，自分自身とはなんともつながらない感じがしていました。

　増川　そこね！　そこはほんと，キーコンセプトとの調和が大事だと思う。ほんと，それ大事だよね。そして，プランをつくっておくことで〈道具〉の"使い時"がわかるようになっていく……という。だから，キーコンセプトとの調和がないと，「ラーメンを食べる」というのが〈道具〉というよりは（特に1か月30杯というのは……（笑），むしろ何かのサイン……，注意サインとか，調子が悪くなってきているときのサインとかに寄っていくような気がします。〈道具箱〉とキーコンセプトとの関連は大事ですね。

　木下　たしかに〈道具箱〉とキーコンセプトとの調和によって，「自分自身をコントロールできる」「自分自身を取り戻せる」という意識になっていきましたね。また，ラーメンとの絡みでの語りになってしまうのですが，ラーメンを食べることで，まず僕は《希望》を感じることができます（器の底に"ありがとうございました""また明日"など書いてあれば一層）。《責任》についていえば，ラーメン店を選択し，味が気に入らなくても食べるということ。ラーメン専門誌などで美味しいラーメン店や食べ方を《学ぶこと》ができる。《権利擁護》は「僕はとんこつ醬油が好きです。醬油ラーメンは好きではありません」と，自分の大切にしていることが声に出せるということ。人から「あそこのラーメン店は美味しいよ」と教えてもらうのは《サポート》にあたります。少し強引かもしれませんが，僕にとってラーメンという〈道具〉とキーコンセプトは「つながりながら動いている」という感覚があります。

　増川　いままでの話で，なぜ僕が笑太郎と〈道具箱〉に関して話したいと思ったのかが明確になったな。それは，笑太郎が，〈道具箱〉をとても現実的なもの，リアルなものとしてとらえているから。僕たちが生きているのはあくまで現実世界であって，概念の世界ではないからね。

　木下　たしかに〈道具〉を使うことで，きちんと現実世界にいる自分自身を点検ができるようになるという感覚があります。

　増川　だよね。うん，点検することで現実への，自分自身への手触りが生まれる。そして〈道具箱〉を使うことで「むやみやたらな行動や思考」というのが少なくなると思うんだ。

　木下　〈道具箱〉を使うと「むやみやたら」ではなくなるというのは，すごくよくわかります。選択ができるようになる，とでも言いましょうか……。僕の体験では，

第2章　元気に役立つ道具箱—Wellness Toolbox

たとえば，ビール。ビールを1つの〈道具〉と意識せずに，いつどのような状態でも，同じようにビールを飲むと（特に「しんどいな」というときに），翌日は「ぐだぐだ」になってしまいます。しかしビールを〈道具箱〉＝自分自身とのつながりをもたらすもの／自分自身をコントロールするもの，ととらえれば，「しんどいときには明日に備えてお茶で済ます」という，自分自身のための選択ができます。ぼんやりとビールを飲んでいたら，ただ二日酔いになるだけ（笑）。

患者さんも〈道具箱〉をもっていることを知る

藤田　笑太郎はこれまで，臨床のなかでどのようなときに〈道具箱〉を意識していたの？　特に患者さんとの関係のなかにおいてさ。

木下　WRAPと出会う前には，患者さんや利用者さんに対する「限界」を感じていました。いま考えれば，それは医療者側が勝手に設定した枠組みから見ていたからでしょう。しかしWRAPと出会い，誰にでも生活のなかで得てきた〈道具〉があるということを知ることで，患者さんへのアプローチは変わってきたと思います。いわば「限界」から「可能性」へと変わったんです。

たとえば，このようなエピソードがあります。ある患者さんがコーヒーをコーラで割って飲んでいました。「どうしてそんなふうに飲んでいるのですか？」と聞いたところ，「苦いから」と答えられました。「苦いけど，カフェインを摂ろうと思ってコーラで割っていた」とのことです。これも立派な工夫，〈道具〉だと思います。お尋ねすれば，どのような患者さんでも，必ずこうした〈道具箱〉をもっていることに気づきます。

増川　いくら医療者側が医療的な視点で患者さんのことをとらえていようが，入院している患者さんはその場所で"生活している"のですから，そのなかで得てきた何かしらの〈道具〉はもっているはずなんだよね。

木下　入院という制限の多い生活を送っているからこそ，〈道具〉は生みだされやすいのだろうし，本来であれば医療者にも見えやすいのではないかとも思いますね。そして医療者がそこに触れるためには，アプローチが変わらなければいけないというのが，僕の経験から得た知識です。たとえば，患者さんに対して「調子はどうですか？」「ご飯食べていますか？」「薬は飲んでいますか？」と声かけをするのではなくて，「美味しいもの食べましたか？」「最近，何か楽しいことありましたか？」と問いかけることで，僕の知らない「美味しいもの」「楽しいこと」，要するに〈道具〉を教えてくるようになるかもしれません。それが聞ければしめたもので，自分もそれをシェアさせてもらう。

増川　シェア，……「共有」という感覚はいいよね！

木下　また，食事の配膳が来るのをドアの前に立って待っている患者さんがいるとします（読者のみなさんの病院でもいるはずです）。この患者さんに対して多くの看護師は「待たなくてもちゃんと食べられ

るから！」「ドアの前にいては危ないですよ」と声をかけるだろうと思います。あるとき，僕はそのように立って待っている患者さんに「どうしていつもそこで待っているの？」と聞いたことがあります。曰く，"いちばんに食べたいから"とのこと。これもいわば「最初に食べるための工夫＝道具」ですよね。たしかに「部屋に戻って」と言いたくなる気持ちはわかります。しかし「何しているのですか？」とい問いかけ，言葉を交わさなければ，その患者さんの「工夫＝道具」が見えてくることはありません。

藤田　よく入院医療のなかでは，患者さんによる医療や看護の介入への「拒否」ということが「問題」とされるけど……。

木下　「人と距離をとる」しか〈道具〉がないときは，僕らだってありますよね？

増川　うつ症状のひどいときなど，まさにそうだね。

藤田　僕は人に「避けてますか？」とよく言われる。

木下　僕たちでも，それしか〈道具〉が使えないときがあるはずです。ましてや「人とのコミュニケーションを避ける」ことしか選択できないときが，患者さんたちには，僕たち以上にあるはずです。

藤田　そのようなときにも「道具を使っている」と言えるだろうし，《権利擁護》もできてもいるんだよね。大事なのは患者さんが「いま道具を使っているのだ」と受け取る看護師の意識の転換だと思う。ただ，「症状」なのか「道具」なのかの差異は微妙だけど。

　一般的には，自分で自分自身を取り扱えるようになるために使っているのが〈道具〉で，それに巻き込まれ日常生活や対人関係などに影響が出ているのであれば「症状」であると言われている……。

増川　〈道具箱〉はその人の生活のなかから見出されたものだから，その意味づけも本人が行ったもの。別の誰かが外側からその意味づけをすることはできない。「観察」によって，「道具」を「症状」と読み替えて……書き換えてしまうことって，あると思っていて，それは，医療が「病い」をつくってしまうことなんだと思うんだ。そして，それは避けてほしい。誰にとってもよくない，現実にない……ファンタジーだからさ，それは。だから笑太郎が言ってくれように，まず声をかけ，問いかけ，言葉を交わすことが必要だと思うよ。

藤田　笑太郎は，自分でWRAPを使い，リカバリーしているから，その経験をもっているからこそ，「何しているの？」と聞けるんだろうね。少し抽象的に言えば，看護師が日常行っているような，患者さんに向けた観察だけではなく，自分自身に起こっていることへの観察（内省）ができていたからこそ，その患者さんの内側で生じていることに関心をもつことができたということ。この本を読んでくれている看護師さんに伝えたいのはこの部分なんだよね。

　WRAPは決して医療者が患者さんに向けて使う療法ではない。そうじゃなくて，WRAPは自分でつくり，自分で使っていくもの。その体験を経ることで，自分と同じように，目の前にいるこの患者さんも「みずからの力でリカバリーしていく能力をすでにもっているのだ」ということが理解さ

第2章　元気に役立つ道具箱—Wellness Toolbox

れていくはず。

　もちろん医療・看護の提供は対象者の「問題点」の発見から出発するものなので，対象者の観察やアセスメントは必要だよ。でもその視点だけでは，患者さんの「問題」ばかりが目についてしまい，「では，その問題に対処する術（すべ）を学んでいきましょう！」といろいろな技能の押しつけが始まってしまう。少し立ち止まって，その患者さんのなかで本当に生じていることに注意を向けてほしいと思うよね。

　増川　この本を読んでくれている看護師さんには，人間は自然な力の発露として「自分自身を活かしていきたい」という思いをもっていること，その実現のために生活のなかから得えきた〈道具〉を日々使っているのだという観点をもっていてほしいですね。

　藤田　さて，医療者側の姿勢とはまた別に，現実的な話として，精神科医療においては，（近年では非薬物療法的介入が注目を集めていますが）薬物療法が中心となっている。この薬物療法偏重も，「患者さんの〈道具箱〉」を見えにくくしている一因ではないかと思うんだけど。

　増川　薬物療法は本当に危機的な状態ではある程度の意味があるのだろうけど，反面，自分で自分の〈道具箱〉を探さなくなることを誘発しているのだと僕は思っているのね。要するに薬に変わる〈道具〉……というか，むしろ本来もっている「自分の道具箱」を探す努力をしなくなってしまうという。これは薬物療法の功罪の罪の部分だよ。

　本末転倒しているって思うんだ。薬物は，自分の〈道具箱〉が見つかっていないから，自分の〈道具箱〉が見つかっていなくてしんどいから，自分の〈道具箱〉が見つかるまでの"代替手段"として使えばよいもの。たとえば，僕はリタリンに依存していた時期があって，そのころには「リタリンがないとだめだ！」と思い込んでいたけど，〈道具箱〉という観点をもつことで，リタリンでなくても，自分のもっている〈道具〉を使えばリカバリーできるのだということが実感できました。ほんと，リタリンでなくてもいける。そういう経験をもっています。かつて薬剤が与えてくれたもの，それは〈道具箱〉で置き換え可能だった。というか，本来のものを僕はもっていた！それが見つかるまでは，薬が必要だった，ということだよね。

　木下　〈道具〉をたくさんもっていれば，プランに従って状況に応じて選択が可能ですからね。

　藤田　薬にできることは，100ある苦痛を50ぐらいにまで減らことで，100の苦痛のなかでは意識が向かなかった〈道具箱〉という観点に自分の意識を向かせることなのだって僕はいつも考えているのね。だから薬が治療における第一優先だとは思わない。そうではなくて，苦痛を軽減させ，余裕をもたらすもの。余裕がもたらされることで，〈道具〉というものに観点が移る。

最後に

　増川　自分をうまく扱えなくなることで，徐々に日常生活が送れなくなっていき，「自分は壊れてしまったのだ」というと

ころまで沈んでいってしまったとき……，病棟の看護師さんから「自分はこういう〈道具箱〉を使ってリカバリーしている」という体験談を聞けるのであれば，非常に助けになるだろうと思う。僕だったら，それが聞きたい。だって，その"リアルな"体験談を聞くことで学べるし，聴いてもらうことで自分の輪郭が見えるし，シェアすることによって自分の〈道具箱〉も増えていく……。それに，自分の〈道具箱〉を誰かに伝えることで，人の役に立てるなら，それはすごくうれしい体験になると思うんだよね。

木下　「『これ，自分の〈道具〉なんだけど……』『ああ，なんかよさそうだな，ありがとう』」

という会話が自然とできるのであれば，それ自体が治療的になるのだと思います。

増川　外に目を向ければ，すべてのものがリソース（資源）として見えてくるという社会になれば素敵だよね。もちろん，自分自身も誰かの資源として存在できる……。素晴らしいことだと思う。よい時間でした。ほんと，ありがとうございました。

木下，藤田　ありがとうございました。

Dialogue2 SideA　元気に役立つ道具箱—Wellness Toolbox　了

\ 私のWRAPです！ /

紙皿の裏に「5つキーコンセプト」が書いてあります。これは，ねてるさん，広島のWRAPファシリテーターと一緒に「島WRAP」をした際に作成したものです。家に置いていて，時々見るようにしています。タブレット端末に，道具箱と各プランをまとめています。普段はスマートフォンの「メモ」に，発見や気づいたこと，聞いたり教えてもらった道具で「これは！」というものを打ち込んでいます。

木下将太郎
（訪問看護ステーションみのり）

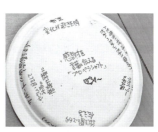
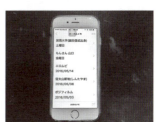

Dialogue 2 Side-B

元気に役立つ道具箱
—Wellness Toolbox

増川ねてる×藤田茂治×池田真砂子
収録日：2016年5月10日

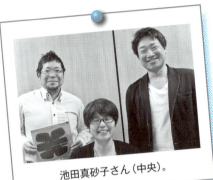
池田真砂子さん（中央）。

触媒になってほしい

増川 池ちゃん，久しぶり！ 最後に会ったのは2015年の12月の高知だったよね？

池田 そう，日本精神障害者リハビリテーション学会のとき。そのときに増川さんに「〈道具箱〉の話をしよう」って誘われたんだよね。

増川 「池ちゃんとダイアログのセッションがしたい」って言われて，池ちゃんは最初どう感じたか教えてもらっていい？

池田 「増川さんとお喋りすればいいんだな」っていう感じでした。私，〈道具箱〉は好きだから，「了解！」っていう感じかな。

増川 いいねー。さすがだね。その感性。

池田 あはははは。そう。

増川 うん。そうだよ。ほんと，いいよねー。そうそう，なので，即答だったよね。あのときさ。

池田 うん。よくわかんないけれども，増川さんと，おしゃべりするのって好きだからね。

藤田 今回のこのダイアログのセッションは，ねてるさんが，絶対に入れたいって言っていたんです。時間が合わないなら今回は見送らせていただいて，次の「WRAPプラン編」でご登場願おうかという話もあったんですが。

池田 そうだったんですか？

藤田 はい。

増川 うん。

藤田 でも，ねてるさんが，池田さんはどうしてもこの「キーコンセプト・道具箱編」に外せない，と。

池田 そうなんですね。なかなか時間が合わなくて，すみませんでした〜。

増川　いや，でも，池ちゃんを今回外すわけにはいかないって，ほんと思っていて。時間が合ってよかったよ……ほんと。池ちゃん，ありがとね。それで，あのね，僕が池ちゃんを誘った意図としてはさ，今回のセッションを通じて……これはもうこの本自体がそうなんだけれどもさ，この本を通して「これが正解！」ということを探求していきたいわけじゃないんだよね。僕としては。そして，企画者としてはさ。WRAPってなんぞやを説く本じゃない。だから，このダイアログもさ，〈道具箱〉って何？　って探求のための会話じゃない。そうじゃなくて，読者の人にWRAPや〈道具箱〉について考えてもらう触媒になったらいいと思っているの。なので，まぁ，池ちゃんにも，そのための触媒になってもらえたらと。そして，なんで池ちゃんと〈道具箱〉かっていったら，池ちゃんってさ，結構ユニークな人でしょ。地域で，しかも就労支援関係で働いている看護師さんって，実はなかなかいないって思うし。稀有な存在だよね。そんな人が語る〈道具箱〉っておもしろいなって思ったの。あとさ，僕とかなり古いつきあいで，WRAPに関しても，ほんと古くからかかわっている……いってみれば池ちゃん，レジェンドなわけで（笑）。

池田　いやいやいや，とんでもない。勘弁してくださいよ（笑）。

増川　まずさ，池ちゃんとWRAPの出会いなんだけれど……。

池田　はい。2007年3月の和洋女子大学（千葉県市川市）であった，増川さんたち「らっぴん」の人たちとジーニー・ホワイトクラフトさんの講演が最初。

藤田　だいぶ古いね。

増川　うん，そうなんだよね。僕が2007年3月に久留米でWRAPファシリテーター養成研修を受講して，そのままジーニーさんと帰ってきて，すぐの講演だったよね。だから池ちゃんはトレーニングを受けた「日本人のWRAPファシリテーター」が行った，「最初の講演会の参加者」なんだよね。

池田　当時，私はまだ20代（笑）。

増川　僕は30代（笑）。

藤田　あ，2007年って，僕がちょうど訪問看護ステーションを立ち上げ年だ。

池田　よく私も市川市まで行ったよね（笑）。勤めていた病院にチラシが届いたんだよね。それで先輩2人と「行ってみよっか」って。

増川　WRAPの最初の印象はどうだったの？　当時は東京都内の病院のデイケアで働いていたんだよね。病棟じゃなく。

池田　はい，デイケアでした。先輩と一緒に「よくわかんないけど，行ってみよっか。デイケアを利用している人に対してプログラムで使えるかもしれないし」という感じで行ったんですけれども，正直そのときには，全体の0.5％ぐらいしか理解できなかったと思う。でも，近くの喫茶店で先輩と「WRAPって，デイケアの利用者さんにもいいけど，私たちにも使えるよね……」と話をしていたのを覚えている。

藤田　最初から，「私たちにも使えるよね」って思えたんだ，すごいね。僕は，最初「これは当事者のものだから，僕ら医療者が参加しちゃだめなんじゃないか」と思

池田　WRAPに出会った時期もあったと思う。私は，ちょうどデイケアで就労支援を始めたころで，その当時はまだ「精神障害のある人が働くことは本人にとってストレスがかかることだ」という声もあったからね。私は「一生，ストレスのない人生を送るのが本当によいことなのかな……」と疑問で。そんなときに講演のなかでジーニーさんが，たしか「責任」の項目に関してだったと思うんだけど，「ストレスがあったとしても自分で自分の〈道具箱〉があればトライは可能だ」ということを話していて，「そうだよね！　その考えすごく好きだ」って思えたんです。

で，講演をしていた「らっぴん」に問い合わせてみたら，増川さんたちが病院に来てくれることになったんだよね。

増川　それが日本で最初の，「民間の精神科病院」でのWRAPクラスなんだよね。

池田　そうそう，これ，持ってきた（ノートを取り出す）。これが私のWRAPなんだけど，〈道具箱〉はここに書いてあるの。

増川　うわ，懐かしいな。

藤田　年季入っているねー。

池田　5年ぐらい使っていて，ガムテープで補修してあるという……（笑）。もっと綺麗に使っておけばよかったけどね。私の〈道具箱〉のノート。

〈道具箱〉はすべてを資源にする

増川　いやー，いいね。使っているね。〈道具箱〉っていえばさ，僕の場合，2007年や2008年当時は，いまと比べて〈道具箱〉の意味があまりよくわかっていなかったのが正直なところ。でも自分のなかで試行錯誤したり，WRAPクラスで人の体験談を聞いたりするなかで，「〈道具箱〉って観点で世界を見てみると，世の中は〈道具箱〉に満ち溢れているな」と思えるようになってきたんだよね。それはやっぱりキーコンセプトと照らしあわせることで見えてきたことではあるけれども……。

池田　そうなんだよね，世界にあるさまざまなものが〈道具箱〉になり得るし，なるかどうかは自分で選べるの。

藤田　先日，よく何かの引き金があると「ひきこもる」という選択をしていた訪問看護の利用者さんがいて，このところ調子がよいので「最近，調子いいですよね？　一体何があったのですか？」と率直に聞いてみたの。答えは，「いろんなことが起こっても，まわりに使えるものがいっぱいあるから」だって。

そして，ある利用者さんは雨が降ると調子が悪くなるんだけど，「電気を点ける」っていう〈道具〉で，雨が苦手ではなくなったと言うのね。同じようなことを言ってくれる利用者さんは何人もいる。世界にあるさまざまなものを〈道具箱〉として見るという観点が利用者さんのなかで起きている。これってすごいことだよね。

同じ〈道具箱〉の，笑太郎とのセッション（Dialogue2 Side-A：p.49）でも話題になったけど，病院の看護師さんも「患者さんは自分で見つけた〈道具箱〉を使える」という観点をもてば，精神科看護もだいぶ変わると思うんだけどね。「薬を飲んでも

らう」とか「刺激を遮断する」だけじゃなくて，患者さんは患者さんでいろいろな〈道具〉が使えるはずだからね。たとえばある患者さんは掃除をするのが〈道具〉かもしれない。それを「症状だ！」って決めつけないで，「いま患者さんは〈道具〉を使ってるんだ」って見方ができればいいよね。

池田　そうね。いまの話で思い出したんだけど，私が病院にいたころ，いまでいう退院カンファレンスがあって，ある患者さんの退院について話しあっていたのね。でもこの患者さん，いつも庭でシュシュシュってパンチの練習をしているのね。看護師さんたちは「まだ危ないわね」「退院できないんじゃないかしら」と思っていたんだけど，ある医師が「あれは症状じゃなくて単なるシャドーボクシングです」って言ってね（笑）。

増川　おお，いい医者だ。

藤田　ですね。その観点はいいよね。

池田　いま考えればその患者さんは自分の〈道具〉を使っていたんだよね。

私最初に「〈道具箱〉，好き」って言ったけど，どうして好きかというと……。〈道具箱〉って，1人1人がいままでどうにか生きてきたプロセスのなかで，「どうすれば自分や他人を大事にできるか」ということを考え抜くなかで見出してきたことの集大成だと思うからなの。だから誰かの〈道具箱〉を見るだけで感動してしまう。

「すごいね！　それも〈道具〉として使えるよね！」って思って。

増川　〈道具箱〉って，結局「その人，そのもの」なんだよね。

藤田　読者にはこの本を通じて，その見方を伝えたいよね。それにしても，池田さんは感受性が豊かなんですね。

池田　どうなんですかね（笑）。でも精神科の看護師は，みんな同じような感性をもっていると思うんですけど。

藤田　笑太郎のセッションでも出てきた「食事をドアの前で待っている」患者さんもそうだし，池田さんの「シャドーボクシング」をしている退院間近の患者さんの話にしてもそうだけど，「何してるの？」の6文字が出てこない看護師が多いような気がする。それを聞くことができればさ，「症状だ！」という決めつけは起こらないだろうし，池田さんが言ったように，その人が生きている過程で集めてきた集大成としての〈道具箱〉が見えてくるはずなのに。

増川　どうして言えないんだろう？　精神科の看護師はみんな池ちゃんみたいな感性をもっているんだとして……。

藤田　どうしても業務を滞りなく終わらせたいということもあるだろうし，精神科病院という基本的に閉ざされた場所だと，医療者は簡単に「優位」に立ててしまうから，患者さんへの活き活きとした関心っていうのが失われてしまいがちなところがあるんだろうと思うな。それに「鍵をもっている人」と「もっていない人」の差というのも大きいかな。訪問看護はその反対で，「鍵をもっている人」は利用者さんで，僕らは利用者さんが鍵を開けてくれないと仕事が始まらないんだよね。いずれにしても，精神科病院の構造を変えるのは簡単じゃないけど，こうした構造があるっていうことを理解しておくことだけでも大切だ

と思うんだよね。
　「絶対的権力者」と「絶対的弱者」という構造が精神科病院や精神科病棟の中にはある気がするんだよね。この構造は，容易に看護師の感覚を，医療者の感覚を，麻痺させるんじゃないかなと感じている。
　増川　なんだろう，その患者さんが人生のなかで培ってきた興味とか関心に目が向けられないと，医療者はその患者さんを「モノ」として観るようになっちゃうと思うんだけどな。どんどん「モノ」として観るようになっていく……。
　僕は思うんだけれども，人は，人との関係のなかで何かがあって，精神症状を出すようになっていく……のだったらさ，回復するのも「人と人との間」でなんだと思うんだけれどね。「人を人として観るか」「人をモノとして観るか」……どちらが"治療的か"って考えると，それはもう「人を人として観た」ほうがいいって思うけどな。
　池田　うーん。私の場合，精神科の看護師としてのキャリアが離島の病院だったということが，自分の精神科看護師としてのあり方に影響しているところが大きいかも。当時のその病院の場合はさ，最初の出会いからして「医療者と患者」という関係ではないんだよね。患者さんである以前に，「近所の○○さん」だったり，「同級生の○○君」なんだよね。要するに最初から人として知りあえるの。
　藤田　ある程度，都会の病院だとそうはいかないからね。
　増川　知っている人が心を痛めていたら，普通「なんとかしたい」って思うよね。

WRAPの魅力は人の魅力——WRAPに出会う・人に出会う

　藤田　僕は，"WRAPと出会うタイミング"っていうのがあると思っていて。のびぞーとの「希望」に関するセッション（Dialogue4：p.117）でも「暗闇ほど光は強烈に見える」ということが話題になったけど，何かしらの「壁」にぶちあたったというタイミングで，WRAPにすっと入っていくことができると個人的には思っていて。もし，精神科看護師は「暗闇」だったり，自分自身の内面に向きあうのが苦手な人が多いのであれば，WRAPのさわりだけ聞いて「これは違う」と切り捨ててしまうかもしれないね。
　池田　私の場合は「壁」というのはなくて，さっき言ったように「へー，おもしろーい」とか「私たちにも使えるよね」と最初から思えたんだよね。ただ「壁」は，後からきたの。WRAPクラスなどで「支援者はWRAPファシリテーターにならないほうがいい」とか「(医療)スタッフは黙っていて」とか言われたり。「えー，なんでダメなのー(泣)」とか思っていた。でもさ，増川さんが「生きているという意味ではみんなピアだよ」って言っていたのをいつも心のなかに留めておいてさ，続けてこれた。
　藤田　完全に離れないで，続けられるっていうのも重要だよね。
　池田　私のなかではWRAPの魅力は，つまり人の魅力なの。とにかく，わくわくするんだよね。
　藤田　それはわかるなー。僕の場合は，

誰を介してWRAPに触れたかが大きかったの。僕は，ここにいる増川ねてるを介してWRAPに触れたときに，まず「なんだ，この人は！」って思った。それで「……よくわかんないけど，この人を追いかけてみよう！！」という気持ちになったの。

増川 ははは（笑）。うれしいなぁ

藤田 うん，そうだよ。そのころ，WRAP自体はまだよくわからないのにね（笑）。それで追っかけていく過程で，いろいろな体験をして，自分のWRAPへの考え方や取り組み方が段々と変化していったんだよね。

増川 池ちゃんとコモンくんに共通しているのは「人が見えている」というところだよね。WRAPありきじゃなくて，WRAPを通じてリカバリーしている人。あるいは，人の力っていうかさ。

WRAPの開発者のメアリー・エレンさんもさ，最初はリカバリーした体験をもつ「人」と触れるってことをしたんだと思うんだよね。最初に「WRAP」があったわけではない。自分が苦しいとき，どうしていいかわからないときに，探していったら，「リカバリーしている人」に出会った。そして，「リカバリーはなんで起きているの？」って会話をしていった。そのときの感動って，ほんとあると思うんだ。メアリー・エレンさんも，うれしかったと思うよ。想像だけれどもさ。リカバリーしている人に出会っていくって，ほんと希望を感じたと思うの。

藤田 でしょうね。

増川 うん。だからさ，WRAPってさ，……つまり「リカバリーした人はいるんだ」という純粋なうれしさ，その気持ちから始まったものだと思うの。

そして，その体験を共有したり，自分が認識を深めていくためには言葉が必要になるんだけども……，言葉は後からついてくるものだから，まず最初にあったのはリカバリーしている「人」だったと思うんだよね。だから，WRAPありきじゃなくて，「まずその人ありき」なんだと思う。

藤田 だから，初めてWRAPに触れる人にはWRAPそのものがどんなものか学ぶことも大事だけど，WRAPを使ってリカバリーしている人に触れるということの大切さも理解してほしいと思うのです。

「白血球」を増やす
──〈道具箱〉が増えていく

増川 僕が薬にハマっていたときに，主治医に「もういい加減，薬じゃなくて他のモノに目を向けたほうがいいですよ」って言われたことがあるの。「たとえば，散歩とか，ちょっと体を動かすとか」って言われて，僕は「そんなんで治るわけがないでしょ！　もっと高級なモノを教えてよ！！」って思っていたよ。「そういうものでは，なんともならないから困っているの。だから，僕は精神病なんでしょ。そんな方法で，うまくいくなら苦労はしないんです」って。

そのころはまわりの現実に目を向けてられない時期だったんだよね。ある意味で現実を諦めていたっていうかさ。「散歩で病気がよくなるんだったらこんなに苦しんでないよ！」って思った。それに，まだ薬物に可能性を感じていたしさ。どこにでも

第2章　元気に役立つ道具箱—Wellness Toolbox

ある，ありふれたものではよくならないから，精神病なんだ。よくなるためには，科学的にしっかりとしたものでないとダメなんだ。そして，僕の病気は重いから，もっと強い薬，もっと強い薬……ってなっていった。日常生活にあるものなんて，役に立たない。立つわけがないって思っていた。いまから思うと，それはどこをめざしてそれらを使ったらいいかがわからなかった。つまり「リカバリーのキーコンセプト」を知らなかったから，闇雲だったからなんだけれどもさ。当時は，科学的に研究されたものこそが高級で，きっと僕の病気を治してくれるって思っていたんだよね。

藤田　なるほどね。

増川　うん。でも，いまは，精神科医療というか，薬物療法も「○○仮説」にもとづいたものであって，どれも実際のリカバリーにもとづいたところからのものではなかったって知って，ちょっとびっくりなんだけれども。それが，WRAPっていうか，「リカバリーした当事者が開発したものがあるよ」って，聞いてさ，「なんだそれは」ってなっていくんだよね。そして，いまは，WRAPって，ほんと素朴な自然科学だと思っている。リカバリーした経験をもつ人の話しを聴いたら，○○でした，から始まっている，事実にもとづいた……自然科学。

藤田　たしかに，そうだよね。現実だもんね。

増川　うん。でね，僕はいまの主治医に，もうずいぶん病院には行っていないけれども……，すごく感謝していることがあってさ。それはね，いろいろあった後，仕事は決まったんだけど，毎日朝起きられるか心配で，主治医に「朝起きるの無理そうだから，1度，リタリンを処方してください」ってお願いしたことがあって。でも，「ダメだ」って。でもさ，僕としては，生活保護を抜けてもう1度自活して，生きていきたいと思っていたし，せっかく月給と，そして社会保険に入れるチャンスがやってきた，ってときだったの。でも，朝，起きられない不安はすごくあって。生活保護になるときもさ，僕はすごいたいへんだったから，抜けたら抜けたで，生活保護になるときに保険が解約になっているからさ，もし今度また具合が悪くなって入院なんてなったら，どうしようと思ったの。そうならなくても，朝起きれなくて，仕事遅刻したりして，結局仕事できなくなる……なんてのも嫌だったし。もう1度生活保護……という人もいるけれど，生活保護って入るのもなかなか大変なことを経験しているから。「仕事をしたい，生活保護を抜けたい」，でも，「僕，朝起きれるの？　朝起きて，仕事に行けるの？」って，思った。

で，また，薬を相談したんだけれども，「また，あそこに戻りたいんですか？　薬はもう使わないって決めたでしょ」って言われたんだよね。もうどうしたらいいかって思って，そして，主治医に聞いたんだ。「先生はどうやって朝起きられているんですか？」って。そしたらさ，「私は，夜寝る前に，カーテンを開けてから寝ています」と教えてくれたの。

で，僕もそれをやってみたら……朝，起きれた。起きられるようになたったんだ。ほんと，すごく感謝している。主治医

が自分の方法を僕に教えてくれたこと。だから，僕は先生には，薬物中毒だった僕から薬を取り上げてくれたことと，朝起きれない僕に自分の体験談からの方法を教えてくれたことに，すっごく感謝している。主治医の「リアルな体験」が僕を救ってくれたのね。つまりさ，「私は日々の生活のなかでこの〈道具〉を使っています」というものだったから，僕に届いてきた。これがさ，「一般的にはね……」というのだったら，僕はこの方法にはたどり着かなかっただろうし，それを情報として聞いてもさ，実際にはやんなかったんじゃないかな。自分のものではないと，患者さんには届かないと思うんだよね。WRAPは支援技法ではないっていうのは，つまりそういうことでさ，もしWRAPを医療のなかで「活かす」としたら，「自分のWRAPはこういうもので，こういう道具箱があります」と伝えるくらいだよね。

藤田　でも，それだけでも効果というか，変化は出てくると思うよ。

増川　医者は薬を出すけど，自分の体験として，つまり自分が服薬してリカバリーした体験から患者さんに薬を処方しているわけじゃないからね。伝わんないよね。実際のことがどうかって，誰にも言えていないことだしさ。でも，〈道具箱〉って事実だからね。ホンモノだからね。逆に，自分の実際の方法で語っていないとすると，それはもう違うものになるよね。ただの情報に過ぎないから。

池田　薬にできることって，ほんの一瞬，薬の効果でその人に余裕だったり「隙間」をつくることだと思う。その間に自分の〈道具箱〉を使えるようにしてもらう，ということが，私たち医療者にできることなんだと思う。

藤田　まさにそのとおりで，僕も同じことをいろいろな機会で話している。

池田　なんだろうね，「自然治癒力を高める」というかさ，そういうことだと思う。

増川　そうした身体の仕組みで「自然治癒力を高める」だったり「白血球を増やす」ということを，僕たちはメンタルヘルスの領域で，その「白血球」のことを〈道具箱〉と呼んでいるのかもね。自分がもっている方法を探して，増やして，それを使えるようにしていって，それで，自分の不具合を越えていこうとする……そこで使われる「白血球」を〈道具箱〉ってさ。

藤田　〈道具箱〉＝「白血球」であれば，悪い異物が体の中に入ってきたって，自分の力で対処できるからね。抗生物質は，直接は治してはくれない。ただ，悪い異物を減らしてはくれる。その間に，「白血球」を増やしてあげる。それと同じように，精神科の薬も使っていける。でも，最終的に必要なのは，その人自身の「白血球」。

増川　そうですね。薬はあってもいい。僕だって死にたくなったらリスパダールを飲んで，頭を停止させようと思うだろうし，拘束も別に嫌いじゃないの。でもさ，薬を飲ませつづけたり，縛りつづけたりはしないでよって思う。薬物療法は僕の体験から言えば「体がもたなくなる」からね。薬を止めると，一緒に〈道具箱〉もなくなっちゃうんじゃ，つらすぎる。

さっき，池ちゃんは「WRAPの魅力は人の魅力」と言ったけど，つまりWRAPに

よってその人らしさがその人のなかで湧き上がる。回復はその人のなかで起こる。そのほうが，現実的というか，その人のなかにあるもので回復をさせていくから，長続きするというか，ナチュラルだと思うの。脳をいじっただけでは，リカバリーは起きないと思う。もちろん，必要なときに必要な薬はあると思うの。僕も，それでパソコンとか，プレゼンテーションの技術とか，ファシリテーションとか，日本語もだね，身につけたから。あのときに薬が使えていなかったら，いまの僕のスキルもナレッジも，僕にはないからね。薬を使ったら，手に入ったものってあって，それは本当に大きいのね。その意味で，薬も僕にとっては，〈元気に役立つ道具箱〉の1つではある。

どんどん〈道具箱〉が増えていく

池田　そうだね。そして，世界にはいろいろな〈道具〉があるけど，それがすべて自分の〈道具箱〉に入るかどうかは，「自分にとっていい感じ」かどうか，自分とチューニング／波長が合っているかどうか，っていうところが大きいよね。それにさ，いったん〈道具箱〉に入ったモノでも，いずれ使わなくなることがあるのは，人が変化していく以上，起こりうることだと思う。いずれにしても，あるモノが〈道具〉になるかどうかっていうのは「いま自分がどう感じているか」ということに意識を向けているということが大事なんだと思う。

増川　僕にとって，いま「いい感じ」なのは，これ，水素水。これ他の水素水よりも濃度が濃いんだって。池ちゃんにも1本もってきた。

池田　あ，ありがとう（笑）。お酒を飲んだ後にもいいって言うよね。そして，わたし，この後飲み会だから，ちょうどよかった。使わせてもらうね（笑）

増川　ねぇ，せっかくだから，みんなの〈道具〉を出しあってみない？

藤田　今日はもってきてないけど，ねてるさんが「もろみ酢がいい」っていうから僕も試したけど，でも僕はお酢はやっぱり苦手。だからカプセルに入ったゴマ酢を飲んでいる。アミノ酸が多くて脂肪が燃えるんだって，「ゴマ酢」は。

池田　人の〈道具〉について聞いていると，「それ，使えるかも！」ってピンとくるよね。

増川　そうそう，WRAPクラスとかでもあるよね，ピンってくるとき。〈道具〉って生活に密着していて，その人から離れた「知識・情報」じゃないから，実際に使ってみようという気になるんだよね。

池田　あと，〈道具箱〉に入っているモノって単純に楽なものばかりじゃないですよね。ちょっと億劫だったりするものもある。私だったら「白湯を飲む」とか。ちょっと面倒なんだけどね。

増川　あ，面倒なの？

池田　うん，面倒だよぉ，お湯を沸かすのって。夏は熱いしさ。でも，やれば「いい感じ」なのは知っているから，多少面倒でもやってみる。

増川　あるね。僕はコーヒー豆をミルで挽いてコーヒーをつくるって，あるんだ

けれども，たいへんだもんな。で，やってない。いいってのは，わかっているんだけれどもね。ちょっと面倒。あ，あとこれ。SIXPAD（シックスパッド）。お腹に巻いていると腹筋になるやつ。

藤田　腹筋，割れたの？

増川　……まあ変化はある……。前はもっとお腹が出てたでしょ？

藤田　（触ってみて）ホントだ，少し違う。

増川　あと普段ビールを飲むのを止めたの。日本酒とか焼酎にチェンジした。ビールもタバコも，昔はあんなに好きだったのに，やめたんだよね。そして，もういいかなって思っている。ビールなんて，あんなに美味しいのにね。でももういらない。

藤田　卒業できるんだよね，自分の〈道具箱〉だとさ。ビールも止められるし，煙草もやめられる。

池田　これ，これ，手ぬぐい。吉田戦車の『おかゆネコ』の。これがあると安心。

増川　おお！吉田戦車，こんなのあるんだ！　いいなぁ〜。

道具箱合戦になってきたね（笑）。

じゃあ，じゃあ，僕ついに始めたの，御朱印集め。このコレクション見てよ，天満宮めぐりをしたのね。防府天満宮（山口県防府市）から始まって，北野天満宮（京都市上京区），そして太宰府天満宮（福岡県太宰府市），って，この並びで行っているんだよ。そして，ここに菅原天満宮（奈良県奈良市）……って，すごい並びでしょ！！

池田　めぐったねー。私，手帳。手帳がないと生活が困る。これが，私の手帳。バーチカルの。

増川　なるほどー，そっちかー，僕は大きい手帳。カレンダーだけがほしいのね。……あとこれ，「WRAP」って書いてある木札。養成研修で記念品としてつくったの。

池田　これ，ハッカ油，頭痛がしたり胃もたれしたらハッカ油。入っているんだねえ，いつももっているバックの中に。

増川　へー，試していい？

池田　いいよー。

増川　なるほどー。

藤田　いいですね！！

増川　僕はねぇ，いっぱいもってきたよ。漫画『ONE PIECE』の切り抜き。「仲間がいるよ」って書いてある。あと，『NARUTO』。いいねー。

池田　私，モノじゃないものもある。手帳に書いてあるのは……「いったん，棚上げする」「一呼吸おく」「明るく諦める」「決意して忘れる」……。好きな歌も書いてあるな。『朧月夜』，ブルーハーツの『ロクデナシ』。

増川　わー，いろいろ出てきたね。……こうやって目の前に集まった〈道具〉を見ていると，それだけで元気が出てくるよね。「好きなものを教えてくれてありがとう」という気持ちにもなるし。

……いわゆる「WRAP使い」は世界をこのように見ているんだよね。そして，いまの状態ではまだ雑然としているから，これをうまく使えるように，自分で上手に機能させることができるように，そのために「WRAP」が必要になってくるんだよね。WRAPがないと〈道具箱〉は使いにくいから，〈道具箱〉だけでは，使いこなすのって難しいから。でも，WRAPがあると，格

第2章 元気に役立つ道具箱—Wellness Toolbox

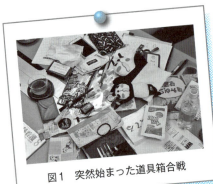

図1 突然始まった道具箱合戦

段に使いやすくなる！

藤田　うん。ほんと，たくさんの〈道具箱〉。でもさ，病院で患者さんが「これが私の〈道具〉です」ってバーっと広げたら，看護師さんに「片づけなさい！」って言われちゃうよね。

池田　そこの見方の変化だよね。「散らかしている」んじゃなくて，これだけいろいろな物事に対処できる〈道具箱〉をもっているんだって見方ができれば，ずいぶんとかかわり方も変わってくるだろうと思う。そうか，そのことを伝えるための，このダイアログのセッションだったんだね（笑）。

増川　うん！　そのとおり！！　本当，池ちゃんとのセッションでそのことがより明確になったよ，想像なんて，遥かに超えてる。こんなふうになるなんて！　今日はありがとう！

藤田　ありがとうございました。

池田　こちらこそ，ありがとうございました。本当に，楽しかったです！

Dialogue2　Side-B　元気に役立つ道具箱—Wellness Toolbox　了

\ 私のWRAPです！ /

　私のWRAPの中身を紹介しますと『元気に役立つ道具箱』として「寝具を一新する」「唐揚げを大量にあげて，大根おろしと一緒に食べる」「実家に帰る」「深呼吸を繰り返す」。『いい感じの自分』として「ひかえめでいられる」「うっとりしている」「頭の中がおもしろい」「はなうたまじり」「夜に寝て朝起きられる」。『引き金』として「予定外に睡眠を妨げられる→対応プラン〈60％で〉と自分に言い聞かせながら1日をすごす」「楽しみにしていた予定が急になくなる→手帳を開いて次の楽しみ予定を仮押さえ」「どんよりな天気→大股でスタスタ歩く（10歩～）」「大事な人たちの悲しみ，怒り，病など→深呼吸を繰り返す。ヨガをする」です。

池田真砂子
（特定非営利活動法人ゆるら社会生活サポートセンターこみっと）

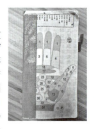

◀5年ぐらい使われた〈道具箱〉のノートの表紙

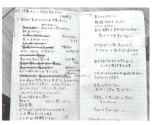

WRAPと私 column 1

あなたが，あなた自身の元気のために

船越明子（兵庫県立大学看護学部精神看護学）

WRAPとの出会い

　ある研修会の休憩時間に，参加者数人が1つのDVDの話で盛り上がっていました。2009年の夏だったと思います。そのDVDについて語る人たちの生き生きとした姿がとても印象的で，私は早速購入しました。『WRAP〜その魂にふれる』（中島映像教材出版／星屑クラブ，2008）。それがタイトルでした。

　『WRAP〜その魂にふれる』では，2007年にメアリー・エレン・コープランド氏が来日したときの様子や，久留米のWRAP研究会の活動，WRAPクラスなどが紹介されていました。私は"リカバリー"を，その映像の中に見た気がしました。もちろん，"リカバリー"という言葉やその重要性は，知識としては知っていましたが，それを確かな現実として目撃したような経験だったのかもしれません。

　私は，看護師免許を取得後，児童精神科病棟で働きはじめました。発達の遅れや障害，虐待やいじめといったさまざまな困難を抱えつつも，1日1日を生きる子どもたちの姿に胸をうたれました。しかし，子どもたちを取り巻く環境は非常に厳しく，さまざまな困難に直面し，私は自分の無力さを思い知りました。「この子たちの将来は？」「何をめざして子どもたちとかかわればよいのか？」「看護師に何ができるのだろうか？」……。担当していた子どもに対して明るい未来を想像することができず，看護師寮に帰って，1人で泣きました。

　『WRAP〜その魂にふれる』を見たのは，病棟での勤務を辞めて10年ほど経ち，看護系大学で精神看護の教員をしていたときでした。その映像のなかに，児童病棟にいた子どもたちの成長した姿を見た気がしたのです。あの子たちも，こんなふう

に大人になっているのかな，と。
　このように，WRAPを知ったわけですが，その一方で，それは，どこか遠くのことであるようにも思えました。当時，私は三重県に住んでいたのですが，WRAPについて語りあえる人が身近にいなかったのです。

WRAP仲間との出会い
　「三重県にもWRAPファシリテーターがいる」。県内のことをよく知る保健師さんが教えてくれました。これを機に，WRAPを軸にした多くの出会いがありました。特に，精神科での治療経験のある当事者と呼ばれる人たちが，WRAPから多くの希望と勇気をもらっている姿に触れることができました。このとき，私はまだWRAPのことを十分には理解していなかったのですが，とにかく「WRAPをしている人」に魅力を感じたのです。「正直，WRAPのことはよくわからないけど，当事者を含めて多くの人を惹きつけるものがあるんだ」，という印象でした。最終的に，私がいちばん興味をもったのは，WRAPそのものではなく，WRAPをしている"人たち"でした。それは，いまも変わっていません。WRAPを通して出会った"人たち"が，私にとってはかけがえのない仲間なのです。

自分のWRAPをつくる
　どうしてこんなにWRAPは人を惹きつけるのだろうか？　それを理解したいという思いで，自分のWRAPづくりに取りかかりました。最初は，『元気回復行動プランWRAP（メアリー・エレン・コープランド著，久野恵理訳）』通称『赤本』を読んで自力でやってみました。その結果，あまり面白味のない，骨の折れる作業のように感じ，宙ぶらりんのままで放ったらかし状態になってしまいました。
　そうしたなかで，三重県のWRAP仲間の誘いで，名古屋で開かれたWRAPクラスに参加しました。みんなでWRAPをつくることの楽しさだけでなく，立場の違う人との話しあいから，これまで気づかなかった自分を知ったり，新しいものの見方に触れたりできることを体験しました。クラスから帰って，すぐさま宙ぶらりんの自分のWRAPを，一からつくり直しました。クラスに参加したことで，WRAPにとって，仲間は何よりも大切だという思いがいっそう強くなりました。この思いは，『WRAPみえ』の立ち上げにつながりました。
　ところで，WRAPづくりを始めてずいぶんと経ちますが，私のWRAPは未だに完成していません。〈元気に役立つ道具箱〉の中にはたくさんの〈道具〉が入っています。たとえば，「朝食を必ず食べる」「休日は外食を楽しむ」「1日1回子どもたちのよい

ところを見つけてほめる」「疲れたときは夜に自宅で仕事はしない」などです。とりわけ，日常生活管理プラン，引き金と行動プランは充実していると自分でも思います。しかし，クライシスプランはありません。

　なぜ，クライシスプランがつくれないのか。それは，自分のクライシスに向きあうことができないからです。私は，これまでに何度か，自分ではどうすることもできないつらい経験をしたことがあります。そのときのことは，思い出したくありませんし，できれば「なかったこと」にしたい気持ちです。クライシスプランをつくるには，クライシスに陥ったときの自分を見つめ直すプロセスが必要だと思うのですが，私にはそれができないのです。

　どうして私は自分のクライシスに向きあえないのか。その理由は，2015年の冬にあっさりとわかりました。あるWRAPファシリテーターの方が，「クライシスがあるから成長できるんだよ」と話してくれたのです。そうしたことは，ずっと前から知っていたことです。なぜなら，私は毎年，看護学生に危機理論を講義する際，「危機は成長の機会」だと話していました。それなのに，WRAPファシリテーターの方の言葉はとても新鮮に心に響きました。私は，自分のクライシスをネガティブなものとしてとらえて，避けようとしてきたのだとわかりました。同時に，クライシスに向きあうこと，そこから希望を見出すことが，どれほど大変なことなのかを知りました。WRAPをつくることの本質は，自分と向きあっていくことなのかもしれません。

WRAPを子どもたちに伝える

　私は，これまでに何度か小中学校に出かけてWRAPをもとにした授業をしています。子どもたちと一緒に，「いい感じの自分」や「元気に役立つ道具」について話しあい，カードに書き出して模造紙に張り，みんなで共有するという授業です(図1)。子ども向けのキッズWRAPを参考にしました。子どもたちは楽しく授業に参加してくれるのですが，「いい感じの自分」を思い描くのは難しいようでした。この活動がきっかけで，子どもたちが自分自身の魅力や能力に気づくために，大人がもっとかかわってあげてもよいのではないかと思うようになりました。

これからWRAPを体験する看護師のみなさまへ

　精神科の看護師の多くが，WRAPを知るようになったことは，本当にうれしいことです。もっと多くの人が，WRAPに興味をもってくれることを願っています。しかし，WRAPは看護師が患者をケアするためのツールではありません。私は，現在の患者－看護師関係のなかでWRAPを取り入れていくことは，WRAPの理念に反する

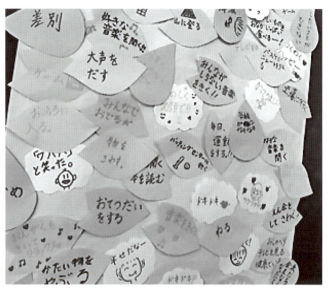

図1　子どもたちと一緒に書きだした「いい感じの自分」や「元気に役立つ道具」

ように思えるのです。

　むしろ，WRAPを通して，私たちがいま"患者"と呼んでいる人たちと，新しい関係性を構築してほしいと思います。それは，患者－看護師関係を超えた，お互いの人生の一部が触れあうような関係性となるでしょう。そして，そのような関係性のなかで，対等になされる対話によって，新しい精神科看護の未来が開けていくことを期待しています。

　そのためには，あなた自身がWRAPのユーザーとして学んでいってほしいと思います。あなたが誰かの元気のためにWRAPを学ぶのではなく，あなたがあなた自身の元気のためにWRAPを学ぶことが大切だと思うのです。そして，私も自分の元気のために，永遠に完成しないかもしれないWRAPづくりを思い切り楽しみたいと思っています，仲間とともに。

第3章 リカバリーのキーコンセプト
—Key Recovery Concepts

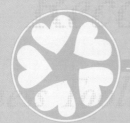

第3章 リカバリーのキーコンセプト―Key Recovery Concepts

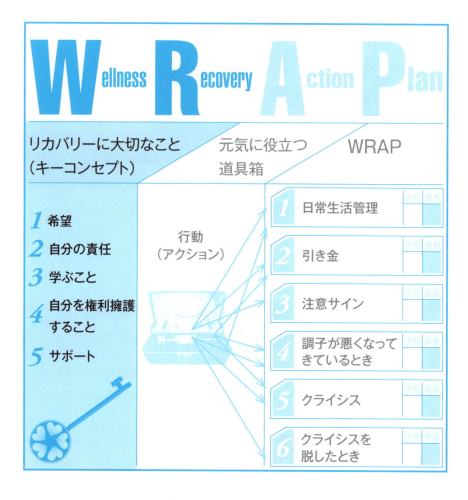

たとえば……こんな使い方
リカバリーのキーコンセプト

これはリカバリーを起こす意識の向けどころ。リカバリーしていった人たちに共通していた傾向です。
みなさんの,〈意識はどこに〉向いていますか?

それぞれの問いかけへの応えとして

みなさん，どのようなことをお感じになられているでしょうか？
第1章では僕はこんな風にWRAPをつくってきました，第2章では生活は〈元気に役立つ道具箱〉で溢れている，という話をしました。
僕は現に，そこで紹介してきたような経験をしてきたのですが，

「〈道具箱〉のことはわかりました。たしかに自分にもそれはあります。でも，それだけでは，なにか楽観的すぎる気がします。」

という声が聞こえてきそうだな……，と感じています。

「それは，WRAPでうまくいった人の話でしょう？」

という声もあるのではないかな……とか，

「では，SSTとの違いはなんですか？」

とか。あるいは，

「普段何気なく行っていることが，自分にとっては〈元気に役立つ道具箱〉であり，それらは『自分』を知らなければ意識化できないため，『自分を知る』ことが重要であることはわかります。しかし，〈元気に役立つ道具箱〉と，『自分自身』とのつながりがいまいちわからないのですが……」

「私にとっての〈元気に役立つ道具箱〉は，人に石を投げることかと思うのですが……よいのでしょうか？」

「世の中真っ暗……体が動かない……〈道具箱〉はわかったけれども，やる気にならない…」

「そんな風には考えられない……」

　などなど（このなかには，実際に僕がよく言われた言葉も入っています）。
　本章は，こうした問いかけへの応えとして〈リカバリーのキーコンセプト〉（WRAPが日本に入ってきた当初は，『リカバリーに大切なこと』と訳されたものです）について書いていこうと思います。

わかっているけど，使えないんだ……

　冒頭の「　」。
　最後にあげた2つは，実際に僕がもっていた「想い」でした。
　WRAPはつくった。それが上手くいっているときもある。でも，

　「世の中真っ暗……体が動かない……〈道具箱〉はわかったけれども，やる気にならない…」
　「そんな風に，いま，考えることはできないよ……」

　苦しかったです。
　WRAPを使って，うまくいった経験があるだけに，「それをやればうまくいくのかもしれない。でも，いまはそれをやりたくないんだ，やる気になれないんだ」と思うことは，次に進む道を自分自身で閉ざしている気がするので，なおさらつらくなりました。一人暮らし，布団の中で悶々としていました。これをすればいいはず……でもできない……。自分のWRAPが信じられないし，やってもしょうがないのじゃないかな，どうせこの状態はくり返されるのだし……。
　2007年か，2008年くらいのことだったかと思います。WRAPファシリテーター養成研修を修了し，一緒に養成研修を受講した仲間たちとWRAPクラスを開催するようになり（担当を決めて，月1回のペースでクラスを行っていました），参加者も固定してきたころ。あるいは，東京都内の

ある精神科病院からWRAPクラスの依頼があり，定期的にファシリテーターとしての活動を仕事としてはじめたころだったかもしれません（このあたりの記憶があいまいになってきています）。僕はまた調子を崩して家から出られなくなっていました。体は重く，ずっと横になっていて，天井が顔の前に迫っているような感じ……。

　もう，すべてを投げ出してしまいたい……。

　そんなとき……
「WRAP，見る気がしない」「〈道具箱〉，使いたくない，体，動かない」と思っていたそのとき，ふと思いつき，頭をめぐらせたのが，この〈リカバリーのキーコンセプト〉。

　そして，このときの危機は，〈リカバリーのキーコンセプト〉をひたすら唱えることで脱出することができたのでした。

〈リカバリーのキーコンセプト〉〈リカバリーに大切なこと〉とは？

1）5つのキーコンセプト

　〈リカバリーのキーコンセプト〉。

　これは，「赤本」[1]に記述がないものですので，オープンリソースになっているメアリー・エレンさんのホームページ[2]から引用させていただきます[*1]。

　リカバリーに大切なこと

　リカバリーに効果的に取り組むことに欠かせない5つのことがあります。それは：

　希望（hope）―精神面での困難な経験をしている人も元気になり，元気であり続け，人生の夢やゴールに向かって進むことができます。

自分で責任を持つこと（personal responsibility）―人からの助けを受けることはあっても，行動を起こし，元気でいるためにしなければならないことを実行するのは，あなた自身です。

　学ぶこと（education）―自分の経験していることについてできる限りのことを学ぶことで，人生のいろいろなことについてよい判断ができるようになります。

　自分をアドボケート（権利擁護）すること（self-advocacy）―効果的な働きかけをすることによって，元気とリカバリーを支えるために必要なこと，望むこと，望んで当然のことを手に入れることができます。

　サポート（support）―自分が元気でいるために努力するのはあなた自身なのですが，人からサポートしてもらうことと，人をサポートすることは，元気になり，生活の質を向上させることの助けになります。

　①希望，②責任，③学ぶこと，④権利擁護，⑤サポート。この5つがWRAPでいう〈キーコンセプト〉です。また，これに「スピリチュアル」か何かを入れて，6つと考えている方がいると聞いたこともありますが，現在コープランドセンターでいわれているのは，この5つのキーコンセプトです。

2) キーコンセプトの発見

　この5つの〈キーコンセプト〉は，メアリー・エレンさんが1989年にはじめた調査において，現在〈元気に役立つ道具箱〉と呼ばれているものと同時に発見されたものでした。
　メアリー・エレンさんは，10年間の薬物療法の後に，その薬の副作用が強くなり，その他の薬を使ってみても感情の起伏のコントロールが効かなくなったといいます。そして，混乱した生活を送るようになったのだと。仕事を辞め，障害年金を受給するようになり，入退院をくり返してい

たのだと。

そうしたなか，メアリー・エレンさんは当時の主治医にこのようなことを尋ねたそうです。

「自分と同じような症状をもっている人はどうやって毎日暮らしていて，人生を取り戻しているのですか？」

しかし，そこでは答えは得られなかった。病院にあったのは，病気に関すること，入院や薬に関する情報で，「人がどうやって自分の困難に対処しているのか」ということに関しての情報はなかったのです。そこで，メアリー・エレンさんは，自分と同じような経験をしている全国の人たちに，尋ねたそうです。「人生を取り戻してきた方法」を。「どうやって困難を切り抜けてきたのか」を。

その調査でメアリー・エレンさんが「見つけた」ものが，本章の〈リカバリーのキーコンセプト〉です。つまり，さまざまな困難にあいながらも，そこから人生を取り戻している（＝リカバリーしている）人たちには，共通してこの，①希望，②責任，③学ぶこと，④権利擁護，⑤サポートが，根底に流れていたというのです。

そして，メアリー・エレンさんは，そこから学んだことを自分の生活に取り入れるようになりました。すると，体調もどんどんよくなり，新しい人生が開けたといいます。

「世の中真っ暗……体が動かない……〈道具箱〉はわかったけれども，やる気にならない……」

「そんな風に，いま，考えることはできないよ……」

「自分のWRAPが信じられないし，やってもしょうがないのじゃないかな，どうせこの状態はくり返されるのだし……」

という状態になっていたとき，僕はひたすらこの5つのキーコンセプトを，頭の中でめぐらすようにしていました。リカバリーをしてきた人たちへ想いを馳せ，「希望」「責任」「学ぶこと」「権利擁護」「サポート」と。

それは命綱のようでもありました。そして，少しずつ力が湧いてくるよ

うな気がしました。

〈キーコンセプト〉を，どう生活で活用するのか？

　〈リカバリーのキーコンセプト〉，それはリカバリーをしてきた人たちが共通してもつ，「意識の向けどころ」だといいます。
　また，僕にとって〈キーコンセプト〉は，①自分が進む道を探すときに使っている「羅針盤」であり，②困難な壁がやってきたときにその「扉」を開くための「鍵」であり，③精神を活性化させるための「ツボ」のようなものであり，④道具箱を点検する「スケール」でもあります。

1）困難な壁がやってきたとき，その「扉」を開くための「鍵」として

　家から出られず，体は重く，天井が顔の前にあるような感じ……もう，すべてを投げ出してしまいたい……。
　でも，「WRAP，見る気がしない」「〈道具箱〉，使いたくない，体，動かない」。
　そのときの僕の頭の中，僕の世界は，背中に布団，目の前に天井，そして四方八方は目に見えない壁に囲まれている……というものでした。そして，その閉ざされた，とてもとても狭いところに，ポツンと自分の体がある。どうにもならない。そのときに，「希望」「責任」「学ぶこと」「権利擁護」「サポート」と唱え続けていると，なぜだか周囲の「壁」と思っていたものが，実は「扉」であり，この5つの鍵（＝キーコンセプト）のどれか（あるいは組み合わせ）によって開いていくことができる……そんな風に思えてきました。つまり，「希望―その方向で自分は，希望を感じることができるか？」「責任―自分の『選択する力』を使うこと，意識しているか？」「学ぶこと―学びのサイクルを回しているか？　自分の可能性を閉じてはいないか？」「権利擁護―大切なことを，きちんと伝えているのか？そもそも何を大切にしたいのだっけ？」「サポート―サポートに手を伸ばせているか？　人を信じていられるか？」。

それは，こんなイメージ。

「希望」という「鍵」で開く扉は「希望」で開きました。希望はすでに開いていると思ったら，「責任」の鍵を使ってみました。希望にはすでにつながっている……。でも自分で選択をしていないのかもしれない。自分の力を使っていないだけ。ならば，「責任」で扉は開く。次は「学ぶこと」。そして「権利擁護」「サポート」。

自分を取り囲む壁に，1つずつ〈キーコンセプト〉を鍵として差し込み，回してみることをひたすらにやるような感じ。

僕は，自分の世界に閉じこもる傾向にあるので，この方法をよく使っています。上述のように自分自身のことに関しても，人との関係性においても。どれかの鍵で，あるいはその組み合わせで，扉は開くような感じがしています。

2）精神を活性化させるための「ツボ」として

どうしても，「いい感じ」の自分に入れない……，自分につながることができない……，そんなときは自分の〈キーコンセプト〉を活性化させるようにしています。すると，「いい感じ」の自分につながり，その自分が湧き上がってくる感じになります。「つながり」を感じ，「自然の流れで選択する自分の姿」をイメージし，「現在取り組んでいる学びのサイクル」を回す。すると，いいときも悪いときも，「自分らしい自分」「いい感じの自分」が動きだすのがわかります（図1）。

体に「ツボ」があるように，精神にも「ツボ」があって，そこを刺激することで，「いい感じ」の自分が目覚めていく感じがします。

3）〈道具箱〉を点検する「スケール」として

「私にとっての〈元気に役立つ道具箱〉は，人に石を投げることかと思うのですが……よいのでしょうか？」

そのように問われたとしたら，僕は，それははたして「希望」をもった方法なのだろうかと考えてみます。あるいは，「本当に自分の選択する力を使っての方法なのだろうか？」「サポートに手を伸ばしているのだろう

第3章　リカバリーのキーコンセプト—Key Recovery Concepts

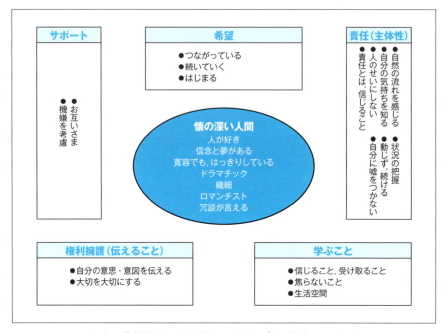

図1　僕が使っている〈キーコンセプト〉部分のWRAP

か？」と。

　僕自身，かつて自分の〈道具箱〉（当時はそのようには考えてはいませんでしたが）には，「薬をとにかく飲む（いまの言葉でいえばOD）」「自傷行為」などが入っていました。それしかない，と思っていましたし，実際にそれは機能していました（それでしか進めなかったのです）。

　しかし，いまはそれを使うことはやめました。なぜなら，僕は，「つながり」によって「希望」を感じる人間なのですが，「大量服薬」も「自傷行為」も，自分がいま大切にしている人たちとの「つながり」をも傷つけてしまうと思うからです。それならば，自傷行為をするのではなく，サポート—「助けて」と言ってみよう。また，権利擁護—「本当に大切なものを想ってみよう」「そして，勇気を出してそれを伝えてみよう」と考えたのです。

　そうしていくと，僕の〈道具箱〉から「大量服薬」「自傷行為」はなくな

り，代わりに「ホントの気持ちを相手に伝える」や，「好きな人の名前を呼ぶ」が入ってきました。

〈キーコンセプト〉は〈道具箱〉を点検するスケールであると同時に，「いい感じ」の自分に合った〈道具箱〉を生み出すものでもあると思います。

4) 自分が進む道を探すときに使っている「羅針盤」として

迷うときがあります。悩むときがあります。

そんなときは，〈キーコンセプト〉を「羅針盤」として使っています。

僕の経験にそっていえば，大きかったのは，10年近く受けていた「生活保護」を抜けるときがそれでした。とても，怖かった。本当に，経済的な自立が自分にできるのだろうかと。「離婚」までして受給となった生活保護。それを手放すことは，はたしてよいことなのだろうか。20歳のときから約10年，働いてきた経験はある。当時は生活保護を受けてはいなかった。しかし，いろいろやったけれども，ダメだった。眠気や幻覚が相変わらずある体。今度はできるのだろうか……。

できない理由を探すことは容易でした。しかし，できる根拠はどこにもありませんでした。そんなとき，意識したのが〈キーコンセプト〉でした (図1)。これを手がかりに，舵を切ることにしたのです。

怖かったです。ですが，僕は仲間を信じよう (サポート)，つながっているんだ (希望)，いまがそのときなんだ (責任・主体性：自然の流れを感じたならば選択をする)，可能性は開かれている (学ぶこと)，自分の"大切"を大切にしたい (権利擁護)，仲間がいる，つながっている (サポート，希望)。〈キーコンセプト〉を意識することでこのように思うことができるようになり，思いきって生活保護を抜けることにしました。そして，そちらに舵を切ってよかったと，本当に，心から，そう思っています。

このように，自分の〈キーコンセプト〉をもつことができたことは，僕の人生を大きく変えました。僕にとって〈キーコンセプト〉は，「鍵」であり，「ツボ」であり，〈道具箱〉を点検する「スケール」であり，「羅針盤」です。そして，この〈キーコンセプト〉によって自分の世界を，人生を創

っています。

　反対に，自分の〈キーコンセプト〉と異なるほうへと向かうと，あまりよいことは起きません。人が「いいから」と言っていても，自分が望む方向でなければ，そこから生まれたものは自分にとってしっくりくるものではないため，やがて手に負えなくなります。

　そして，それに対して「希望」にアクセスしていて，他の人と「サポート」の関係でコラボしたときに生まれる新しい展開は，可能性に満ちていて素晴らしいです。それは，お互いに，それぞれの〈キーコンセプト〉にアクセスしているときに叶うことだと思っています。

〈元気に役立つ道具箱〉と，〈キーコンセプト〉の関係

　さて，この〈キーコンセプト〉。「〈元気に役立つ道具箱〉との関係は？」と訊かれることがよくあるのですが，それに対する僕の答えは，パソコンで例えると「アプリケーション」と「OS」の関係みたいなものとなります。〈元気に役立つ道具〉がアプリケーションで，〈キーコンセプト〉がOS。つまり，〈元気に役立つ道具〉を自分らしく使いこなすために，その背後で常に動いているのが〈キーコンセプト〉。単体では，ともするとバラバラになってしまう〈元気に役立つ道具箱〉は，その人の〈キーコンセプト〉によって，その人らしく動いているというイメージ。Windowsが使いやすいという人もいれば，Macが使いやすいという人もいる。そして，WRAPは人の数だけあるので，それを動かすOS（キーコンセプト）も，人の数だけあります。

　以前，僕は"足らない自分"を補おうとして，さまざまなスキル（技術）やナレッジ（知識）を身につけようとしました。しかし，一気に熱して一気に冷めることもありましたし，どこまで行っても中心がないという感じがしていました。そして，身につけたものは自分のなかで統合されることなく，実際に使うことができないでいました。趣味は増えたけれども，それを実際の生活に活かすことができない感じです。

　たとえば，光に興味をもったときには「宝石鑑定士」の学校に通いまし

た。また，日本語教師になろうと日本語教師養成学校に通い，検定試験を受けて合格しましたが，実生活につなげ，活かしていくことはできませんでした。

それは，「自分」を知らなかったから。自分がどこに「希望」を感じるのかも，どのような選択をする力があるのかも。つまりは，「自分」を知っていなかったのです。そして，自分につながっていないところで，〈元気に役立つ道具箱〉ばかりを集めようとしていたからだと，いまは思っています。

「自分」を知り，その「自分」を受け入れ，そこから世界を見たときに，それまで身につけてきた〈道具箱〉は「僕のもの」として動きはじめたと感じています。そして，そこからまた「新しい」僕の〈元気に役立つ道具〉が生成され，それはとても自然なものとして（自分の〈道具箱〉として）使っています。いまはそのようになってきました。

呼ばれたい名前はなんですか？

来月より，「希望」「責任」「学ぶこと」「権利擁護」「サポート」と，それぞれの〈キーコンセプト〉を1つ1つていねいに見ていこうと思いますが，その前にみなさんに考えていただきたいことがあります。それは，

「あなたの，呼ばれたい名前はなんですか？」

「名前」は人にとって，とても大切なものだと思うのですが，みなさんの呼ばれたい名前はなんでしょうか？　それは「人からどう見られたいか」からきてもいいですし，「自分のあり方をどこに置きたいか」というところからくるかもしれません。そして，その「名前」は，みなさんの〈キーコンセプト〉が働いているときに，どのような人であるかを象徴するものであると思うので，ここで少し考えていただけたらと思います。

あるWRAPクラスの参加者の方（60代の男性の方でした）は，「○○ちゃん」と呼ばれたいとおっしゃいました。「そうすると素直になれるから」と

いうのが理由です。また，ある学会で行ったWRAPワークショップの参加者（20代の女性の方でした）は，「姫」と呼ばれたいとのことでした。理由は「子どものころ，お母さんにそう呼ばれていて，とても大切に育てられていたことを思い出すから」とのことでした。

かつて，僕は詩人になりたいと思い，意識している詩人が何人かいました。そのなかに宮沢賢治という詩人がいて，彼の作品に『よだかの星』[3]というものがあります。

読まれた方も多いと思いますが，「よだかは，実にみにくい鳥です」ではじまるこのお話し。起きる事件は，とても心の痛むこと。それは何かというと……「名前を奪われる」というもの。

鷹に，
「おい。居るかい。まだお前は名前をかえないのか。ずいぶんお前も恥（はじ）知らずだな。お前とおれでは，よっぽど人格がちがうんだよ。たとえばおれは，青いそらをどこまででも飛んで行く。おまえは，曇（くも）ってうすぐらい日か，夜でなくちゃ，出て来ない。それから，おれのくちばしやつめを見ろ。そして，よくお前のとくらべて見るがいい。」

「鷹さん。それはあんまり無理です。私の名前は私が勝手につけたのではありません。神さまから下さったのです。」
「いいや。おれの名なら，神さまから貰（もら）ったのだと云（い）ってもよかろうが，お前のは，云わば，おれと夜と，両方から借りてあるんだ。さあ返せ。」
「鷹さん。それは無理です。」
「無理じゃない。おれがいい名を教えてやろう。市蔵（いちぞう）というんだ。市蔵とな。いい名だろう。そこで，名前を変えるには，改名の披露（ひろう）というものをしないといけない。いいか。それはな，首へ市蔵と書いたふだをぶらさげて，私は以来市蔵と申しますと，口上（こうじょう）を云って，みんなの所をおじぎしてまわるのだ。」
「そんなことはとても出来ません。」

「いいや。出来る。そうしろ。もしあさっての朝までに，お前がそうしなかったら，もうすぐ，つかみ殺すぞ。つかみ殺してしまうから，そう思え。おれはあさっての朝早く，鳥のうちを一軒（けん）ずつまわって，お前が来たかどうかを聞いてあるく。一軒でも来なかったという家があったら，もう貴様もその時がおしまいだぞ。」

「だってそれはあんまり無理じゃありませんか。そんなことをする位なら，私はもう死んだ方がましです。今すぐ殺して下さい。」

「まあ，よく，あとで考えてごらん。市蔵なんてそんなにわるい名じゃないよ。」鷹は大きなはねを一杯（いっぱい）にひろげて，自分の巣（す）の方へ飛んで帰って行きました。

というものです。

最後によだかは，まっすぐに空に疾走し，やがて光になり，燃えて星になるのですが，「名前を奪われる」ことは，そのものの「尊厳」を奪うことだと思います。本当に酷いことだと。

名前は，自分がどうありたいかを表すものであり，どのような存在としてそこに居たいかを示すものだと思います。それを，他人の事情で奪われる，変えられること。それは本当に酷いことだと思うのです。

僕はかつて「デブ」と言われたことがありました。「キチガイ」と呼ばれたこともあります。それは本当に嫌でした。すべてを捨ててでも否定したい呼び名でした。でも，「やめて」とも言えず，自分を殺すこともできず，ただただそのときの嫌な時間の感覚がいまも残っています。

いまは『ねてる』という名前で活動していて，結構気に入っています。『ねてる』という名札をつけて，研修中に横になっていると，「あ，ねてるさんが寝ている」と言われることがありますが（仮眠中は体が動かなくなっていますが，聞こえてはいるのです），それはなんだか，うれしく，温かい気持ちに僕をさせてくれます。

また，あるイベントで名刺交換した方に「本名ですか？」と尋ねられ，「ペンネームです。よく寝ているので」と答えると，「あ，そうなんですか？じゃあ，寝ていてもしょうがないですね（笑）」と返されました。

第3章 リカバリーのキーコンセプト―Key Recovery Concepts

仕事が終わった後の振り返りで,
「本当に寝てましたね」
「だから,名刺に書いてあるし……言っていたでしょ」
「仕方ないな。なら自分は,"仕事しない"という名前にして名刺に書こうかな (笑)」

なんて,会話をしたこともあります。

そして,これはすべてのWRAPファシリテーター間での共通認識ではなく,あくまで僕個人の考えとしてとらえていただきたいのですが,先のような想いや経験から,僕は,WRAPクラスの時間では,まずみなさんに"呼ばれたい名前"を聞いています。

同じ場にいる人たちにどう見られたいか?
どんな人として,そこに存在したいか?

自分の〈キーコンセプト〉が動きはじめたとしたならば……
そして,〈元気に役立つ道具箱〉を自在に使いこなせるようになるのなら……

あなたの呼ばれたい名前は,なんですか??

＊1 WRAPクラスにおいては,WRAPファシリテーター養成研修を修了した「WRAPファシリテーター」がみずからの権限において配布することができる『WRAPのスライド』がありますが,本稿は一般に公開されているものを用いての紹介とさせていただきたく思います(スライドは著作権の関係で二次使用禁止となっていますし,本稿はより多くの方に開かれたページだと思いますので)。クラスで使われている文言でWRAPを体験したいという方は,是非「WRAPクラス」へのご参加を。

〈引用・参考文献〉
1) メアリー・エレン・コープランド著，久野恵理訳：元気行動回復プランWRAP（ラップ）．道具箱，1997.
2) メアリー・エレン・コープランド：メンタルヘルスのリカバリーとWRAP（日本語版ホームページ）．http://www.mentalhealthrecovery.com/jp/copelandcenter.php＊
3) 宮沢賢治：よだかの星．講談社，1995.
4) メアリー・エレン・コープランド：メンタルヘルスのリカバリーとWRAP（英語版ホームページ）．http://www.mentalhealthrecovery.com/
5) DVD『わたしの元気つくり。─メアリーエレン コープランドとのワークショップ（CREATING WELLNESS）』．オフィス道具箱，2009年．

＊used with permission of Advocates for Human Potential, Inc.

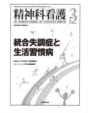

2015年3月号掲載
『WRAPを始める！』
第3回　リカバリーのキーコンセプト
（リカバリーに大切なこと）

第3章 リカバリーのキーコンセプト—Key Recovery Concepts

Dialogue 3
リカバリーのキーコンセプト
—Key Recovery Concepts

増川ねてる×藤田茂治×小成祐介
収録日：2016年4月25日

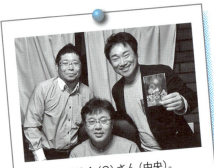

小成祐介（G）さん（中央）。

はじめに

増川 こんにちは。楽しみにしていました。宮古（岩手県の沿岸部，宮古市）から，ありがとうございます！　小成さんと僕との出会いはどこまで遡るんでしたっけ？　岩手県盛岡市で開催された「復興支援」の研修会でしたか。

小成 私が初めてねてるさんを拝見したのは，福島県の福島県立医科大学で行われた，たしかリカバリーに関する研修会で丹羽真一教授が参加者に紹介したときのことですね。

増川 ああ，あのときだったんですか？　向谷地生良さんの。

小成 はい，あのときですよね。

でも，じっくりお話したのは盛岡市での研修会ですね。そのときに交わしたやりとりについて，かつて雑誌『精神科看護』に書いたことがあります。少し長くなりますが引用しますね。ちなみにこの会話があったのはいまから3年前のことです。

盛岡市で開催された会議でした。それほど広くはない会議室に増川さんはいました。会議の初めに自己紹介があり，それぞれが順次話したところで，増川さんの番がきました。「こんにちは，増川ねてるです」。その瞬間に福島で見た光景が浮かび上がりました。それが，増川さんとの再会でした。（略）筆者（小成）が思い描いている地域で展開したいプランについて彼に伝えました。「当院では退院支援のプログラムがあります。しかし，入院中にトレーニングをして地域に送りだすことができても，受ける地域側にも力をつけてもらわないと退院支援は病院完結になってしまいます。障害を抱える人た

ちが，病院から地域に移行するにあたり，病院と地域双方のバランスがとれていないとスムーズな地域移行はできないと思います。自分は，定年退職までの8年間でその仕組みを地域につくろうと考えています」。すると，増川さんは「8年は長い。われわれからすれば，8年もそんなに長く待っていられない。1年でやってよ」と話しました。衝撃でした。（略）「1年は無理です。せめて3年では……？」。増川さんは「じゃあ，3年」。もちろん，3年で達成できる根拠も自信もありません。このやりとりのあと，筆者の活動は加速することになります。

増川　ははは（笑）。とがっていたからね。あのころ。でも，いまでもそう思っていますよ。他人には要求しなくなったのは，まぁ大人になったからで……。個人的には，もっとスピードを上げている……。いや，失礼しました。でも，そうです，そうです。「当事者は8年も待っていられない」と僕は言いました。岩手県宮古市で進めている街づくり（「小成化計画」といいます！）のことも含めて，僕は小成さんを「包括的に物事をとらえられる人」であると思っていて，ですから今回のセッションでもキーコンセプトの全体についてダイアログしてみたいと思いました。それで，今回のセッションです！

で，そんな「包括的に物事をとらえられる」小成さんと話してみたいことがあって，それは何かというと，このWRAPの「リカバリーのキーコンセプト」の以前以後で精神医療は大きく変わるって，僕は思っています。つまり，キーコンセプト以前は，人はどのようにリカバリーを果たすのかがわかっていなかった。だから，とりあえず薬物療法に代表されるような科学的な治療法に進んでいった。より多くの人に，間違いなく役立つようにと。

そして，薬物療法は部分的には功を奏していく。脳機能の回復ということで。しかし，それは，僕たちが生身の体で生きているということを見落としていくことにもつながっているように思えるんです。生身の身体が化学物質による統制，それを受けつづけていくことには限界があると思うんです。僕の場合は，そうでした。特に，人のこころ，人の精神は，とても複雑で，しかもその時々でダイナミックに変化しているもののはずです。それを，化学式で，外から注入された化学物質で外的に統制していくことはおそらくできない。しかし，そっちに時代は進んでいった。

一方，WRAPの開発者であるメアリー・エレンさんがやったことはなんだったか。それは，実際に生きて生活している人に，聞くことだった。実際の体験を聞くことだったわけです。そして，リカバリーしている人には，5つのキーコンセプトが働いていたことを発見した。つまり，外部からの統制ではなくて，実際にそこを生きている人のなかで何が起きているかを聴き，そしてそれをていねいに記述した。それは，ほんと，画期的なことだったわけです。そして，それは何より科学的だと僕なんかは思うのですが……。

で，具体的にどう記述したかというと，

第3章　リカバリーのキーコンセプト―Key Recovery Concepts

つまり，リカバリーしていた人たちは，その意識は，「希望」「責任」「学ぶこと」「権利擁護」「サポート」に向いていたと書いたのです。これはもう，「コペルニクス的転換！」だと，後世の人たちは考えたわけです。人は，リカバリーしているときにはこの5つの鍵が働き，自分自身をうまく扱えるようになる……，これは僕自身の体験から実感としていえることです。

こうしたことを踏まえ，今夜は小成さんとダイアログをしていきたいと思っているのですが，最初に「小成さんと，キーコンセプトをテーマにダイアログしたい」って話を聞いたときには，どのような印象をもちましたか？

小成　最初に感じたのは「私ではなくて，ほかの誰かが話をするべきではないか？」という躊躇です。なぜならWRAPを通してリカバリーを果たしている先人たちはたくさんいるのですから，その人たちに登場していただいたほうが，より読者の気づきになる体験を話してくれるのではないかと思ったからです。

増川　そうだったのですね。では，どうしてこのダイアログに参加してくれることになったんですか？　その変化というか……。

小成　「精神障がい者が安心して暮らせる地域を3年でつくる」と約束したねてるさんと，WRAPファシリテーターの同期で，看護の領域にWRAPを取り入れるためのさまざまな企画をともに行っているコモンくんの3人でWRAPについて話をすれば，きっとおもしろいことが起こるのではないか，という無邪気な動機からです。このメンツが話をするのだから，何かが起こるぞ，と。

藤田　起こるでしょうね！　この本の企画にしても，そもそもの始まりは小成さんたちと僕らが行ったWRAPの企画セミナー（2014年に広島で行われた「日本精神科看護学術集会」にて開催）ですから。まさに適任者ですし，僕としては小成さんを，全体の支柱，支えてくれる柱のように考えているのです。

「これは精神障がい者のためのものではないのか？」

増川　では本題に入ります。小成さんは最初にWRAPを体験してみて，どのような印象をもちましたか？

小成　WRAPそのものではなくて，最初のWRAPクラスの体験では「なんだかわけがわからない。わからないけど……，私は精神疾患があるわけではないので，これはできないのだろうな」という印象をもちました。クラスの1日目のことです。

衝撃を受けたのは2日目の終わりのことでした。2日間，まったく何も言葉を発することのなかったある男性が，最後の最後で，「2日間，とても楽しかったです。ありがとうございました」と言ったのです。まわりも「あなたの声がきけてうれしいです。こちらこそありがとうございました」と応答するのです。「なんだ！　WRAPには何が起きているんだ！」と驚いた思い出があります。

藤田　僕も同じ経験があります。WRAPの研修後，一緒に参加した看護師と「あれ

は当事者さんがやるべきものだから，僕たちは参加しちゃいけないものだね……」と話していた記憶があります（笑）。

　小成　それからWRAPを深めようと掘り進めていきました。掘っていくと，その先にねてるさんやコモンくんが現れた（笑）。精神障害やそのほかの障害ではなくても，私たちは普通に日常生活を送っていれば，事の大小はあれ〈危機的な状況〉はあるわけです。もちろん私にもあります。WRAPは人生で起こるさまざまなゴタゴタに巻き込まれずに，自分自身をコントロールしていくための〈道具〉である。そう考えていくうちに「精神疾患があるわけではないからWRAPは自分に関係はない」という思いは次第になくなっていきましたね。

キーコンセプト，言葉の問題

　増川　今回のテーマである，キーコンセプトへの理解はどのように変化していったのでしょうか。

　小成　ねてるさんと行動をともにしたり，WRAPのセミナーを企画するようになって，自分のWRAPを整理する機会が増えるにしたがって，あらためてキーコンセプトの重要性を理解できるようになったと思います。表現が難しいのですが，自分自身の生活をつぶさに見ていくと，その時々で起こる物事の背景には5つのキーコンセプトが動いているのです。

　この5つのキーコンセプトで物事が整理されていく，というんでしょうか……。つまり物事を前に「いま，自分に起きていること，自分が感じていることはなんだろう」と考えると5つに整理できる，という感じです。

　具体的にいまの自分の状況から説明すると，昨日はWRAPの研修があり，今日はこのダイアログ。しばらく休みがとれないので，火曜日に休みをとろうと考えているのですが，まず休みたいというのは「希望」で，自分は主体的にそれを決めたのです（責任）。上司に自分の言葉で「火曜日は休ませてください」と言ったのは「権利擁護」で，過去には定休以外に週の途中で休んだときにリフレッシュすることができたという経験は「学び」。そしてまわりのスタッフの「サポート」があるので，休むことができる，このような感じです。

　また，「希望」「責任」「学ぶこと」「権利擁護」「サポート」という言葉にこだわり過ぎないようにしようということをよく思います。「希望」というけれど「希望そのもの」なのか，「希望の感覚」なのか，人によってはこだわる部分だと思いますが，私個人の意見としては，「どちらでもいいのではないか」と思っています。

　増川　「希望」「責任」「学ぶこと」「権利擁護」「サポート」という言葉そのものが重要ではなくて，それを媒介としてたどり着く「何か」が重要なのですからね。しかし，キーコンセプトのなかで使われている「言葉」をどうとらえるかについては課題が大きく，今回の一連のダイアログでも話題となると思います。ここでは1つだけ，「権利擁護」self-advocacyですが，WRAPにおいてはselfというところが重要なので，「自分の権利擁護」と表現したほうがいい

と思うんです。でも，簡略化して「権利擁護」って僕も言っている。でも，このselfってところが本当は重要で。これは，「self-survive」のselfと同じものだから，selfをとると意味が変わっちゃうわけで。でも，ま，日本語でのWRAPとしては，ついつい「権利擁護」って言っちゃっている……僕がいるわけです。

小成　医療や福祉の現場での「権利擁護」というのには，「誰かの権利を擁護する」というように，第3者的な立場というニュアンスがありますからね。WRAPでは自分で自分の声をあげる，ということですからね。いずれにしても，私の場合，「ああ，そういうことか！」と自分が腑に落ちる表現であればよいと思っています。

増川　クラスのファシリテーションをしているときもそうですし，この本の読者に対しても，つまりこの語りをしているときもそうなのですが，僕は「希望」「責任」「学ぶこと」「権利擁護」「サポート」という言葉そのものを伝えたいわけではないのです。その言葉から受ける印象は人それぞれでしょうし，伝えたいのは「言葉」じゃない。それを媒介にしてたどり着く「アレ」なわけです。ですから，やりたいのは，そして僕たちに必要なのは，体験の分かちあいなのだと思うのです。リカバリーは現実のことなので，それを学ぶ素材は実際の現実，体験なわけです。そして，その「お互いの経験から学びあう」ということをやりやすくするために，「希望」「責任」などの言葉を使っているということです。

小成　体験を分かちあえることの大切さというのは，WRAPを深く知ることでよ

り一層感じるようになりましたね。

WRAPへの取り組みを洗練・進化（深化）させる

増川　キーコンセプトの5つ，「希望」「責任」「学ぶこと」「権利擁護」「サポート」は，1つ1つ点検できるものだけれど，それらは断片的にあるわけではなくて，基本的には5つが連動しているものだと僕は思っています。小成さんやコモンくんと出会ったときにはまだこのことがうまく表現できていなかったように思います。

小成　その人にとってWRAPは，使い続けていくなかで洗練・進化（深化）していくものでしょうから。

藤田　最初のころにねてるさんが行っていたクラスの内容は，いまの内容とは異なると思っています。

増川　（笑）。……たしかに，そうだよね（苦笑）。

小成　何年前だろう……。WRAPに触れはじめたころに受けたねてるさんのクラスでは，キーコンセプトについて学んだのですが，参加者それぞれが出しあった体験を紙にまとめて，「このなかから見えるのは『希望』ですね。今回は『希望』をテーマに進めましょう」というような形でクラスが進められていました。そこでは，キーコンセプトの連動性ということは前面に出ていなかったと記憶しています。

藤田　だから僕もしばらくは，キーコンセプトを「1つ1つ独立して存在する何か」としてとらえていました。

増川　いや，ゴメン。申し訳ない。自

分でいうのもなんですが，最初のころはキーコンセプトが自分のなかでバラバラに存在していたんだよね。練れてない感じ。空手で例えれば，「突き」「蹴り」「受け」などは個別にできているのだけれど，実戦ではそれらをうまく組みあわせて使えていない……というような感じ。

小成　ねてるさんがそれらを統合させていく過程を，私もコモンくんもそばで客観的に見てきたのです。そしてその統合の過程をねてるさん自身の体験として表現してくれるので，自分たちも5つのキーコンセプトを統合していけたのだと思います。

増川　ほんと，ありがたい。ともに歩いてきましたね。

小成　はい，歩いてきましたよ（笑）。……何か新しいものを受け入れるときには，そうした試行錯誤が起こるのは当然です。日本に異国の文化がもたらされたときにも，そのころの人は「袴にブーツ」という格好をしていたのでしょうから（笑）

一同　（笑）。

藤田　ねてるさんだってそうだったのですから，この本を読んで「WRAPを始めてみようかな，でも使い方が難しいそうだな……」と思っている人も，最初は「袴にブーツ」でもいいのだと思います。日常で使っていくなかで，試行錯誤をしながら，自分にとっての使い勝手のよさが見えてくるはずです。

WRAPと精神科看護

小成　WRAPファシリテーター養成研修会で学んだことの1つは，「WRAPはどのような理論とも相性がよい」ということです。私はオレム―アンダーウッドのセルフケア理論が看護をするうえで使いやすいと思うのですが，アセスメントやプランを立てる段階で，WRAPのキーコンセプトを念頭にしていくと，とても整理しやすくなるという実感があります。少し具体的に言うと，対象者の問題点ではなく，できているところ――いわゆるストレングスについて，「希望」「責任」「学ぶこと」「権利擁護」「サポート」という観点から見ていくことができる，というわけです。

藤田　ストレングスではなくて問題に着目した看護計画ほど，「悲壮」なものはないですからね。もし患者さん本人がその看護計画を見たら，傷つくだろうと思います。

増川　どういうことでしょうか？

藤田　問題点を洗い出して，そこを起点にプランを考えていくわけですから「ええ！　看護師さんは，自分のことをこんなに問題点だらけの人間だと考えていたの？」と思われても不思議はありません。

増川　僕の看護計画はどんなふうに書かれていたのだろう……。心配になってきました（笑）。……今度，見せてくれないかな（笑）。

一同　（苦笑）。

小成　たとえば1人でいたとしたら，極端にいえば，「人とかかわることができない」「ひきこもりがち」「コミュニケーション不足」などがアセスメントした内容としてあがるのかもしれませんね。ストレングスから見れば，「1人で過ごすことがで

きる」ということがいえるのですが。またWRAPの観点からは「みずから1人でいることを選択している」のですから「責任」の力を発揮しているともいえます。

　増川　あるいは「1人でいる」という〈道具箱〉を使っているともいえるでしょうね。……まったく違いますね。まったく違う物語が出現しますね……。

　藤田　そう。そして，付け加えたいのは，ただ単にストレングスに着目した看護は概して，看護師が患者さんの強みを見つけていこうという指向性をもつものだということ。意地の悪い言い方をしてしまうと「あなたの強みは○○ですから，ここを伸ばしていきましょう！」と，一方通行的な当てはめが生じてしまい，看護師と患者さんの間にズレが生じてしまう可能があります。その点，WRAPは，患者さんや当事者さん本人がつくり，使っていき，もしうまく使えなければほかの誰かの体験に触れながら修正していくことができます。「誰かの体験に触れる」という意味では，他者の影響を受けるものではありますが，まず出発点として，

「WRAPは『私』のものである」

という事実があるのとないのとでは大きく異なります。この「私」というのは誰かといえば，患者さん（当事者さん）でもあり，支援する看護師でもあります。

　増川　コモンくん，そこのところは「WRAPは○○療法ではない」というこの本の基本的な宣言に通じるところだと思うんだ。でも，僕は看護師の立場をもっていなくて，なかなか観えない。コモンくんのほうから，もう少し詳しく説明してもらってもいいかな。

　藤田　はい。了解！　私が所長を務める『訪問看護ステーションりすたーと』では，WRAPの視点を取り入れた訪問看護を行っています。そこでは，利用者さんが自分でWRAPを使っていくということに重点を置いています。具体的には「あなたの『希望』は○○ですね」というような当てはめではなくて，「私もWRAPを使っているのですが，私にとっての『希望』は○○なのですよ」「自分にはこういう『道具箱』があります」というように，自分のWRAPを訪問先に持参し，自分の体験をお伝えしています。もちろん，すべての利用者がWRAPを使わなければいけないということではありませんし，すぐに使えるようになるわけではありません。WRAPがその人のものである以上，いつ使うかもその人のタイミングなのでしょう。しかし，すぐにピンときて使うようになった利用者さんは少なくありません。こうなると，僕が訪問の時間に特に何も教えなくても，みずからWRAPを組み立てていっています。

　最近，WRAPに関する利用者さんとの会話のなかで，僕自身はあまりピンときていなかった「権利擁護」についての利用者さんの体験に触れて，「ああ，そういうことだったのか！」と自分のWRAPが書き変わる体験をしました。そのシェアの体験だったり，相互性がとても大事だと思います。

　増川　そうなると，もう「訪問看護師さんがやってきた」ではなくて，「WRAP好きなお兄さんがやってきた」という感じだね。

藤田 そうそう（笑）。実はそれが支援の場でWRAPを使う場合の支援者の理想的なあり方なのではないかと思っています。

小成 当院でも入院中のプログラムとしてWRAPを取り入れていますが，入院中にプログラムとして行うことの弱点は，「自分の意思でWRAPを学ぶ」というモチベーションを提供しにくい点です。どうしても「プログラムだから」「看護師に言われたから」と，「やらされ感」が芽生えがちなんです。コモンくんが言ってくれたように，その人がWRAPに触れるタイミングというのが大事なのでしょうね。

増川 それにプログラムの運営側が心から楽しんでWRAPを使っているかが大きいでしょうね。ダイアログのオープニングでのびぞー（安保さんのWRAPネーム）が，宮澤賢治の2つの童話を通じて語ってくれたように，無垢な気持ちで「一緒に楽しむ」ということを通じて，それまでWRAPに触れたことのない人にも「共鳴・共振」が起こり，「WRAPって使えるかも」という気持ちが起きてくるのではないかと思うんだよね。

最後に

増川 なんだか今回のダイアログは「WRAPは素晴らしい」ということしか言ってないような気がしますが，実際のところそのとおりで，WRAPを開発した人たちや，自分たちのリカバリーの経験を僕たちに伝えてくれた先人たちには感謝の気持ちでいっぱいです。いま，ほんとそんな感じ。よく「WRAPのエビデンスは？」と聞かれることがあるんだけれども，それに対する僕の答えは，「WRAP自体がエビデンスです」というもの。あるいは，WRAPはエビデンスの塊だと思うんです。ほかのプログラムは，あくまでも「仮説」なわけで。だから，「検証」が必要で，「仮説／検証」をして精度を上げていく必要がある。でも，WRAPは，実際にリカバリーをしている人の「生の声」から生まれたもの。つまり，「現実そのもの」っていうか。「エビデンスitself（それ自体）」だと思うんですよね。

ほかの誰かによって外部から記述されたものではなく，その人自身が，みずからの内面から語られたものである以上，それは紛れもない事実。少なくともその人自身にとっては，それは紛れもない真実なわけです。そして，人はそれぞれが自分の人生を生きている「主体者」なわけで，メンタルヘルスということを考えた場合，このことはとても大きな事実だと思います。人は自分で世界を生きているのですから。生物の構造としてそうであるなら，このことは重要だと思います。

なので，WRAPが精神医療・看護の領域で正しく広まれば，次のパラダイムが始まると確信しています。

藤田 僕たちはようやく患者・当事者さんのストレングスに着目することができるようになりました。これからは医療者が患者・当事者さんのストレングスを引き出すというところからもう1歩進んで，WRAPを通して彼らがみずからの力で自分自身を取り戻すということが主流になると思い

第3章 リカバリーのキーコンセプト―Key Recovery Concepts

ます。そのためには，医療者もWRAPに触れ，「人は自分自身を取り扱う，コントロールできる力をすでにもっているのだ」と，対象者自身の力を信じられるようになることが欠かせないでしょう。

小成 今回のダイアログを通して，1つのストーリーの背後には1つのキーコンセプトではなくて，5つキーコンセプトが連動して動いていることにあらためて理解が及びました。自分自身はまだ完全にはWRAPを使いこなせてはいませんが，試行錯誤を重ねながらもWRAPを成熟させていっているという実感もあります。「袴にブーツ」から「スラックスにブーツ」ぐらいまでには（笑），成熟したのではないかと思います。今後，WRAPは精神科看護の領域にますます浸透していくことでしょう。そのとき，WRAPをすでに体験している者として，積極的に体験を語るなどして1つのモデルを提供していく責任があると考えています。

増川・藤田 ありがとうございました。

Dialogue3 リカバリーのキーコンセプト―Key recovery concepts 了

\ 私のWRAPです！ /

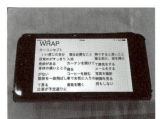

私のWRAPはスマートフォンのアプリに入っています。WRAPに出逢った当時は，プランが書けませんでした。「自分には，障害がない」ということから抜け出せなくて，「WRAPは障害がある人たちのもの」という考えから脱却することができないでいました。その後，体験と知識が深まる過程でその考えは徐々に払拭され，最近はどうにか自分のWRAPが形を成し始めました。

小成祐介
（社団医療法人新和会宮古山口病院地域生活支援室）

WRAPと私 column 2

WRAPと精神科看護の親和性

有本妥美（医療法人社団あずま会あずま会倉敷病院）

「WRAPって何？」
　WRAPとは，企画委員として参加した2009年の『リカバリー全国フォーラム』の場で，増川ねてるさんを通して出会いました。当時，これから「リカバリーフォーラム」というものを企画・開催するにあたって"リカバリーの定義"について議論を重ねていたことを印象深く覚えています。しかし，結局，その時にはリカバリーの定義を定めることはできませんでした。定めることができなかった理由の1つには，リカバリーの主体がどこにあるのかという軸が定まらなかったことがあります。その企画会議を終えた後，1度だけ増川さんをはじめとした当事者の方々とアフターミーティングをもちました。そのアフターミーティングの参加者のうち看護の専門職は私1人で，他は当事者の方々でした。流れと勢いに任せての集まりだったのですが，内心は「これから医療や病院，看護に対する不満を受ける『針の筵』に座らせられるのだな」と，覚悟を決めて挑んだのは私の勝手な思い込みで，増川さんをはじめみなさんが口々にされたのは精神科で働く看護者への叱咤激励にも似た熱いメッセージと感謝の思いでした。
　その場の雰囲気も後押ししてか，饒舌になった私が口にしたのは，恥ずかしながら精神科看護の専門性についての個人的な思いでした。それに耳を傾けてくれたのが増川さんで，彼の取り組んでいるWRAPと私の思いがよく似ているということを述べてくれ，私を支持してくれていたように思います。そこで，私のほうから「WRAPって何？」と増川さんに尋ねたのが，WRAPというものを知るきっかけだったように思います。

私の考える精神科看護とWRAPの共通性

　WRAPが精神症状を経験した当事者から生まれたものであること。WRAPは治療者が患者に与える治療プログラムではなく，当事者自身がもっているものをどう使っていくかのプランであること。そのことを知り，私がこれまで精神科での看護を通じて考えている精神科看護の専門性の1つとしてある，「疾病や障害をもつ対象の『生活のしづらさ』を理解し，その人に合った支援や生活の方法を提案したり提供したりすること」との共通点を感じました。

　当然と言えば当然なのですが，医療にしても看護にしても，「主体はどこにあるのか」を考えることで，随分とその意味合いは変わってきます。精神科看護の主体を治療者や看護者に置くのではなく，患者（当事者）に置くことから，その人のいまに至るまでの状況に目を向けることができます。そこからいま，感じている生活のしづらさや，今後どうなりたいのかということを共有することができます。こうした向きあい方と対処のあり方が，WRAPでいう「元気に役立つ道具箱」であり「リカバリーのキーコンセプト」ではないかと感じています。また，日々の臨床では，そういった当事者からのアウトプットを支持できたり，補完できたりするような関係を築けるようなかかわりが，精神科看護の専門性として重要なのだとWRAPを通して再確認することができました。

「本人が答えをもっている」という観点で

　WRAPの流儀が先行するあまり偏った考えに凝り固ってしまい，「WRAPは精神科看護に活用できる／できない」という議論をするようでは，本末転倒だと考えています。前述のように，精神科看護もWRAPも，主体は患者や当事者であることを踏まえれば，活用の幅は広がってくるように思います。しばしば看護者は，対象を問題思考でとらえてしまいがちで，WRAPの頭文字である"W"（wellness）をとらえることに関しては，教育の段階から未熟であると感じるところもあります。問題思考だけで対象をとらえていくと，その問題を回避するための方法や目標設定が本人不在のまま治療者的発想に終始してしまい，行きづまることもあります。WRAPのように本人を主体に置けば，問題回避行動や，"いま"を基準に将来どうなりたいかという目標設定は，本人みずから導き出すことができます。つまり「本人が答えをもっている」という観点でもって日常の看護場面でのかかわりを見直すだけで，随分と肩の力も抜けて自然体でいられるような気がします。そんな自然体で接していけば，看護者－患者の信頼関係も築きやすいのではないかと感じています。

WRAPの主体はあくまで本人自身であり当事者

　精神科看護とWRAPはとても親和性の高いものだと考えています。ですから，専門職の方々がその流儀を学び展開していくことは，比較的容易に行えそうな気配があります。ただ，そこで私から1つだけ期待することがあるとすると，どうかこのWRAPを専門職だけのスキルというふうにはしてほしくないということです。このWRAPの主体はその人自身であり，当事者なのです。WRAPというものを多くの方々に知っていただくことに専門職が一役を買うことはあっても，これを専門職の技にはしてほしくはないのです。過去に私は「ようやく生活保護から抜けることができました。苦しかった」という言葉を増川さんから受けたことで，そう強く思うようになりました。

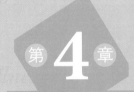

希望—Hope

第4章 希望―Hope

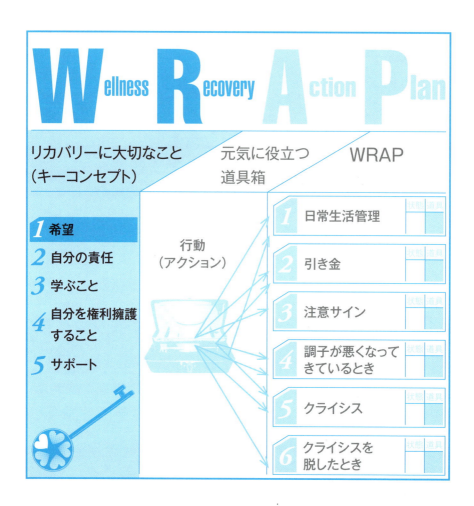

例えば……こんな使い方
希望

自分の心はどこで〈希望〉を感じるのか。誰もが「〈希望〉のアンテナ」をもっています。知っておくと〈希望〉の感度を高めることもでき，〈希望〉にアクセスしやすくなるでしょう。

さまざまな「希望」

Remember, Red. Hope is a good thing, maybe the best of things, and no good thing ever dies.

覚えてるね,レッド。希望はよいものだよ。多分最高のものだ。そして,よいものは決して滅びない。

(映画『ショーシャンクの空に』,1994/アメリカ)

　太陽がワシントンDCの上にのぼっていき,ラングトンは夜の星がすっかり消えつつある空を見た。科学のことを,信仰のことを,そして人間のことを考えた。どの文化にも,どの国にも,つねに共通のものがひとつある。造物主がいるということだ。(中略)神は万人が分かち合う象徴であり,理解できぬあらゆる謎の象徴もある。古の人々は人間の果てなき潜在能力の象徴として神を讃えたが,(中略)

　そのとき,降り注ぐ日差しのぬくもりに包まれて議事堂の頂上に立つロバート・ラングドンは,体の奥底から力強く湧きあがるものを感じた。これほど強くその感情をいだいたのは人生ではじめてのことだ。

　それは希望だった。

(ダン・ブラウン著『ロスト・シンボル』角川書店,2010)

　印象に残っている,映画,そして小説のなかで描かれた「希望」です。
　前者の映画は観た方も多いでしょう。90年代を代表する映画。後者は「古来より人類が求め続けてきた究極の智恵"古の神秘"の真実とは?」と銘打たれた物語で,最後の最後に主人公が見た場面。そして……

BUILD A BRIDGE OF HOPE ALWAYS AND NEVER GIVE UP KEEP THE DREAM ALIVE ……

(*ST. GILES HOSPITAL*:図1)

「かつて,希望は前提だった」。

第4章　希望―Hope

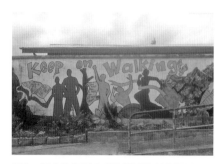

図1　FIJI 共和国の ST.GILES HOSPITAL の壁面に書かれた言葉

（玄田有史著『希望のつくり方』岩波新書，2010）

　少し前のこと，友人と WRAP のことについて話していたとき。どんなタイミングだったのかは忘れましたが，友人が言いました。

「希望からはじめます」

　ちょっとおどけた感じで，何か定番のフレーズを口にするような感じ。誰かの物真似をしているような感じ。

「希望からはじまります」

僕は，そんな WRAP クラスもあるなぁと思い，

「いいね，それ」

と言いました。
　すると，その友人は「何を言ってるの？」といった顔をして，「ねてるさんの言葉じゃん，よく言っているよ」と僕に言うのです。

「えっ，そんなこといつ言ったっけ？？」
「言っているよ」

　結構意識して言葉を使っているつもりでしたが，このフレーズは，本当に覚えていない。でも，その想いは僕のなかにとても強くあるため，意識して言葉にしているにせよいないにせよ，心の想いを受け取ってくれている人がいることが，とてもうれしく，あたたかく，ほっとした気持ち

にさせてくれました。

「想いを受け取ってくれている人がいる」。そのことが、とても僕を力づけ、生きていてよかったな、生きるなかで感じたこと、とらえたことを表現してきてよかったな、と思わせてくれます。

そんな僕が「〈希望〉を感じるとき」はというと、「人とつながっている」と感じたとき。本章は〈リカバリーのキーコンセプト〉から〈希望〉についてお話ししていきます。

第3章の振り返り

第3章のおさらいになりますが、〈リカバリーのキーコンセプト〉とは、「リカバリーに効果的に取り組むのに欠かせない5つのこと」。

そしてそれは、①希望（hope）、②自分で責任を持つこと（personal responsibility）、③学ぶこと（education）、④自分をアドボケート（権利擁護）すること（self-advocacy）、⑤サポート（support）。この5つのキーコンセプトを、本章から1つずつ取り上げて、お話していきます。本章で取り上げる〈希望〉は、WRAPのホームページでは、「希望（hope）―精神面での困難な経験をしている人も元気になり、元気であり続け、人生の夢やゴールに向かって進むことができます」[1]と説明されています。

この〈キーコンセプト〉は、僕にとって、「羅針盤」であり、「鍵」であり、「ツボ」であり、「ものさし」でもあります。この5つのキーコンセプトに関して、自分のWRAPが書けたとき、僕の人生は自分のものとして動き出したと感じています（図2）。

〈希望〉。
未来に向かって可能性が開かれていく……感じ。

無限の展開。
〈希望〉……希い（こいねがい）望むこと。

第4章 希望—Hope

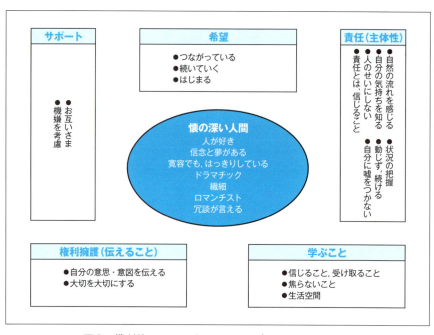

図2 僕が使っている〈キーコンセプト〉部分のWRAP

　本章は、「WRAP」に出会って〈希望〉について考えはじめた僕の体験から、〈希望〉につながることで感じた危うさ、そしてそこから再び"自分"に出会うことになった経緯、そしていまはどのようにこのパートを使っているのかについてお話していきたいと思います。
　また、感覚的な話になりそうな予感もしますので、「希望」と「夢や目標」との違いについても僕なりの考えを書きつづりたいと思います。

　それでは『WRAPをはじめる！』、〈希望〉の章をはじめます。

あなたが〈希望〉を感じるのはどんなとき？

　僕がWRAPに出会って、WRAPファシリテーターになろうと思ったとき、最初にしたことは、「自分のWRAP（のすべてのパート）をつくること」でし

た。WRAPクラスは,「自分のWRAP使用の経験によってファシリテーションをする」というスタイルをとるため,WRAPファシリテーターになるには,自分のWRAPをもっていて,自分のWRAPを使った生活をしていることが必須の要件になります。しかし2007年当時,WRAPファシリテーターは日本に1人も存在せず,WRAPクラスも日本ではまだ1度も開催されたことがない状況でした。「これから日本でWRAPをはじめていくのだ！」,そんな気負いもあるなかで,ファシリテーター養成研修で最初に出された課題は,「自分のWRAPをつくってきてください」「そしてそれを使って生活してみてください」というものでした。

　手探りでした。WRAPについて,いまは「5つの〈キーコンセプト〉」「6つのプラン」とすぐに,空で言えますが,そのころはそうではありませんでした。当時僕は,病院を退院したばかり。クライシス後のまだ不安定な時期。実家は新潟県,もう長いこと千葉県市川市で暮らしていて,家族はなく1人暮らしなのですが,自分のアパートに帰るのが怖くて……友人の家に泊めてもらっていました。WRAPファシリテーター養成研修への参加は決まっていて,その課題も手元にあり,それをぼんやりした意識のなかで行っていました。「WRAPファシリテーターになりたい」と思って……。

　5つの〈キーコンセプト〉。〈元気に役立つ道具箱〉。6つの〈プラン〉。それぞれの意味や,WRAPのなかでの存在理由もよくわからないまま,WRAPをつくりはじめました。本当にわからないことばかりだったのですが,「希望─あなたが希望を感じるときは,どんなときですか？」,この問いだけはすぐに答えが出てきました。それが,

「人とのつながりを感じたとき」

　先述の問いの前に立ったとき,僕はこう即答して,すぐに書き込みました。そして,ここは,ここだけは長く変わらない,僕の原点として,ずっと存在しつづけています。

〈希望〉とは

　〈希望〉。少し考えてみてください。自分の心はどこで希望を感じるのか。

　ある人は，僕と同じように，「つながっている」と感じるとき，「自分が成長した」と思えるときに〈希望〉を感じるでしょう。「何か大きなものに守られている」と感じると〈希望〉を感じる人もいるでしょうし，「先の見通しが見えた！」ときに〈希望〉を感じる人もいるでしょう。「次の予定が決まっている」ことに〈希望〉を感じる人，「自分ひとりでもできる！」と思えたときに希望を感じる人，それぞれでしょう。

　また，季節の変化を感じたときに〈希望〉を感じる人もいるでしょう。夜明け前のまだ誰も呼吸していないような空気のなか，誰も見たことのない景色を見ていると〈希望〉を感じる人もいれば，1日の終わりにその日を振り返り，そこに〈希望〉を感じている人もいるでしょう。

　僕の場合，大事な人との「行ってらっしゃい」「行ってきます」，「お帰りなさい」「ただいまー」「おやすみー」「おやすみー」というやりとりは，強力に〈希望〉を感じさせます。その時間に僕は，それぞれがいる場所を越えて，「その人とつながっている世界に存在している」と思うから，ほっとしますし，力も湧いてきます。それは，きっと僕が「つながり」に〈希望〉を感じる人間だからだと思います。

　一方で「1人でもできる！」とわかったときに〈希望〉を感じる人，「（人ではなくて，人を越えた）大きなものに守られている」と感じたときに〈希望〉を感じる人であれば，〈希望〉を感じるポイントはまた違ったものになるかと思います。ですが，僕にとっては，人との「つながり」が〈希望〉を感じるポイントです。それが「僕にとっては」必要なのです。

あるとき思ったこと―自分，これでいいのかな？

1) 感じた"危うさ"
　自分がどこで〈希望〉を感じるか？

つまり，どこでワクワクし，どんなときに可能性を感じ，あるいはホッとして，大丈夫だと思い，すぅーっと未来が開けていくように感じるか。
　僕にとってそれは「人とのつながり」。しかし，それをずっとやっていくと……なんだか，危険な感じがしてきました。誰かがいなければ僕は不安に包まれてしまうのか。人との「つながり」に〈希望〉を感じるからといって，それを常に求めていけば，「他者への依存」を強めていくだけではないか。そして，その無制限な「他者への依存」を，WRAPを言い訳（あるいは根拠）にして続けていく……怖い。自分の危うさを感じました。
　僕はそこで〈希望〉を感じ，力も湧いてくるので活き活きしますが，依存された方にとっては決してよいことばかりではありません。相手の都合もあります。「つながり」……それは「関係性」なので，僕のイキイキさが相手のペースを乱すのならば，その「関係性＝つながり」は傷ついていきます。
　そこで，思いました。「つながり」以外のものを，身につけようと。

2）「独立独歩」，しかし……

　そこで新たに取り入れようと思ったのが「独立独歩」でした。自分の力でバリバリやって，信念を通していく。もちろん，他者への配慮も幅広く意識に入れて，きめ細やかに。でも，中心にあるのはあくまでも自分の「意志の力」。そして，学びと成長のサイクルを回して結果を出していくことに〈希望〉を感じていこう。他者に依存しないで自分を保ち，そして人ともよい関係をつくっていこう。
　それは，かつて自分が思い描いていた「大人」のあり方でした。また，これまでにも少しお話した「クスリで脳をコントロールし，バリバリ働くビジネスパーソン」を自分のアイデンティティとしていたころの僕がもっていた感覚。このように，「独立独歩」は僕にとってかつての憧れでしたので，（疲れるだろうなとは思ったものの……）自然な切り替えだとも思っていました。
　しかし，結果はうまくいきませんでした。とても，「不自然」になっていったのです。まわりの人は「どうしちゃったの？」と感じたと思います。

また，ある人は「似合わない」と思ったでしょうし，「横暴になった」と思った人もいたかもしれません。「固くなった」「かわいくない」「テンション高い」と思われたかもしれません。もちろん，反対に「自分の意志が出てきた」「決められるようになったんだね」と思った人もいたかと思います。

ですが，いちばん違和感を覚えていたのは，他人ではなく，「僕」。自分自身でした。ひどく疲れました。なぜ，そんなに「疲れた」のかというと，それは「自分の感覚ではないから」です。「独立独歩」はいまの自分が本当に希求するあり方ではなかったので感覚的にしっくりこなかったのですが，そのあり方に自分を無理に合わせようとしたために，とても疲れてしまったのです。

自分は，「他者に依存しないように，人に迷惑をかけないように」と，「独立独歩」。「自分の意志で，学んで，成長して，仲間と対話して，win-winな関係をつくる」。がんばっているのに，うまくいかない……疲れました。

3) 再び「つながり」へ

そして，再び，人との「つながり」にアクセスするようにすると……力が湧いてきました。それに，多少体や心に無理をさせても「疲れません」。厳密には疲れないというわけではないのですが，またすぐに力が湧いてくるのです。あらためてわかりました。自分は人との「つながり」で〈希望〉を感じる人間なのだと。

そして，決めました。方向を。自分が人との「つながり」で希望を感じる人間だとするならば，それを究めよう。他人に依存することなく，人との「つながり」のなかで力を得て，人生を生きていくことは可能なはず。僕のもって生まれた「〈希望〉の感覚」がそれならば，僕は人との「つながり」のエキスパートになろう。僕はそこに〈希望〉を感じ，何かあったときにはそこからリカバリーをするタイプの人間なのだから（もちろん，自分の意志，独立独歩で〈希望〉を感じる人もいるでしょう。そして，そうした人にはそのようなWRAPがよいと思います）。

自分の〈希望〉にアクセスして行動する

　自分の「〈希望〉の感覚」にアクセスして行動するようになると，人生がそれまでとは違った形に展開していきました。自分らしくあれるので，疲れなかったり，疲れてもすぐにリカバリーすることができたり，力を得る方法がわかってきました。

　加えて，自分の進む方向も見えてきました。人との「つながり」で〈希望〉を感じるのだから，仕事も「講演会」や「ワークショップのファシリテーション」がいいなと，そちらに力を注ぐことにしました（やはり障害はあるため使える時間が人より少ないという自覚はあり，仕事は選択して集中しようと思いました）し，仕事環境の整理を考えたときに，ブログ（現在は閉鎖）やFacebookをはじめたりしました。

　このように，自分の〈希望〉にアクセスして行動していくと，人生がそれまでとは違った展開に進んでいったのです。それは，自分と，自分の人生の物語が「調和していく」感じ。馴染んでいく，あるいは「これが私の人生だ」と言えるようになったのです。いまでは，自分と自分の人生が，仲良くなれた感じがしています。

WRAPは問題解決技法ではない

　「WRAPは問題解決技法ではなく，"自分の取り扱い方法"です」とよく言われます。それは，僕の感覚でいうと「WRAPが〈希望〉からはじまるから」だと思います。問題や，不安や，課題からはじめるのではなく，〈希望〉からはじまる。

　第2章で詳しくお話ししました〈元気に役立つ道具箱〉の使い方にしても，使っているとき，そこに〈希望〉を感じているからこそうまくいくのです。「問題」を〈元気に役立つ道具箱〉を使って「解決していく」といったセンスではありません（ただし，結果的に問題が解決することはあると思いますし，問題解決に〈希望〉を感じることも当然あり得ます。また，「問題解決」自体が〈元気に役立つ道具箱〉であることもあると思います）。

第4章 希望―Hope

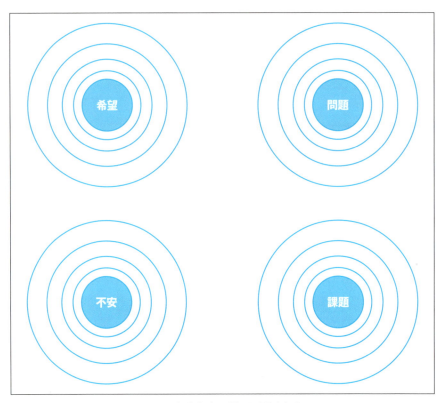

図4 出発点を,どこに置くか?

さて,図4を見てください。みなさんは,どう感じますか?
思考や行動を「希望」「問題」「不安」「課題」のどれからはじめるのか。
自分のなかにある「〈希望〉の感覚」からはじめていくのか。あるいは「不安な気持ち」からはじめていくのか。あるいは,人間を解決するべき「問題」や「課題」としてとらえるか,「〈希望〉ある存在」として見ていくか。中心に何を置いて自分を見ていくのか。そこから世界をどう見て,行動していくのか。
WRAPは,リカバリーした人の体験談からつくられた,リカバリーの物語です。何を中心にすえて,人間をどう見ていくのか。「希望」か,「問題」か,「不安」か,「課題」か。

WRAPを通して，僕は，「〈希望〉が中心にある。自分のなかにも，他人のなかにも。そこに書かれている言葉は，人それぞれなのかもしれないけれども，いずれにしても〈希望〉が人の裡にある」と思うようになりました。その自分の「〈希望〉の感覚」にアクセスしたときに生じるイキイキさから，力が湧いてくるのだと思うのです。

〈希望〉はなくならない

　そんな話を，あるワークショップでしたときのこと。

　「そうなんですね，希望からはじめるのですね」
　夜の9時過ぎだったでしょうか，ビジネスパーソンが集まる場だったのですが，ある参加者の方が感想をくださいました。

　「どこで心がワクワクするのか。どこで，ホッとするのか，可能性を感じるのか。そこからはじめると，違いますね」と。

　そして，続けて「最近は，『目標管理』ということを企業ではやっていまして，それは自分で立てた目標であることに違いはないのですが，疲弊するのですよね。ストレスになりますし，プレッシャーになっていて。とても窮屈な感じなのです。でも，WRAPは，希望からはじまるのですね。気持ちが楽になりました。ありがとうございます」。この方は企業内のある部門のリーダーの方でした。
　WRAPファシリテーターをはじめたばかりのころ，僕は（そして同期の仲間たちも），「希望」と「夢や目標」の違いが判らず，それらを混ぜこぜに考えていました。つまり，「あなたの〈希望〉はなんですか？」と問いを立て，そこでは「仕事をすること」「恋愛をすること，結婚をすること」「病気が治ること」などがあがるのですが，続いて「タイムマシーンに乗って未来に行くこと」「恐竜を見ること」「室町時代に行くこと」などという発言も出てきました。僕にしても「ノーベル文学賞をとる。だけでなく，

第4章　希望—Hope

ノーベル物理学賞と平和賞もとって，三冠を戴く」というようなことを言っていた時期がありました。

　しかし，それは違っていました……。WRAPファシリテーター養成研修修了後，WRAPファシリテーターの経験を積んだ後に，今度はサポーターとしてWRAPファシリテーター養成研修に参加したところ，「希望」と「夢や目標」は明確に区別されていることを知り，唖然としました。

　では「どう違うのですか？」と問われたならば，夢や目標は「達成したくて向かっていくもの。あるいは，ほしいと思うもの」。それに対して，希望は「そこに向かっていくというよりは，僕にとっては後ろにあって自分の背中を押してくれるもの。あるいは，胸の裡にあって，僕を力づけたり，ホッとさせたり，イキイキさせてくれるもの」と答えます。そして，「夢や目標は達成できない，たどりつけないと，もしかすると挫折体験になってしまうかもしれない。でも，〈希望〉は，胸の裡にあり，もって生まれた感覚なので，決してなくならない。もしかすると，自分で忘れてしまうことや，感度が落ちることはあるかもしれない。でも，もって生まれたもの，もともと備わっているものなので，決してなくなりはしない」と話します。

　もちろん，夢や目標をもつこと，それを見つけたときに「〈希望〉を感じる」ことはあるでしょう。また，その夢や目標を叶えたときには強烈な〈希望〉を感じると思います。ただしそれも，人はもともと〈希望〉を感じるセンス，アンテナ，あるいは器官といえるものをもっているからだと思います。

　〈希望〉……こいねがいのぞむ感覚。それはもともと人に備わっているもの。忘れることはあっても，なくなることは決してないと思います。

　そして，WRAPは〈希望〉からはじまります。

〈希望〉にアクセスする

　少し前のこと。WRAPの集中クラスをやり終えての帰り道。駅の改札まで友人が送ってくれたのですが，そのとき友人が言いました。

「集中クラス,お疲れさま。今回もよかったよ。ところで,ねてるさん。聞きたいことがあるんだけれども」

「ん?」と僕は思い,「なんですか?」と訊くと,

「……ねてるさんが"残したい言葉"ってなんなの。いろんな人が,いろんな言葉を残しているでしょう。べてるの家だったら,『弱さの自己開示』とか,『降りていく生き方』とか,『3度の飯よりミーティング』とか,『自由こそ治療だ』とか。ねてるさんにはなんかあるの,そういうの?」

これはすぐに出てきました。

「『自分を取り扱うことは,可能です!』と『希望にアクセス!』」だね。『自分を取り扱う!』のほうは,少しずつ広まってきている感じがするからさ,次は,『希望にアクセス!』です。
　"希望"と"アクセス"を組み合わせたのは,ちょっとした発明だと思っていて。
　(忌野)清志郎の『愛しあっているかい!』みたいな言葉……『愛しあっている』って概念は,清志郎が叫んで,それで現代日本に生まれたものだと思うの。しかも日常的になったものだと。そういう意味で,僕は『希望にアクセス』だね。
　日本中の人が,自分の〈希望〉の感覚につながっていて,そこから行動を起こしている社会。そんな社会になったらいいなと思うんだ。
　それで,この国は変わるよ。絶対に。
　みんなが,〈希望〉にアクセスしている……そんな社会。それが『あたりまえ』になっている社会。僕は,そんなところで生きてみたいって思うんだよね。
　だからさ,僕が死んだら,遺したい言葉は『希望にアクセス』。
　なんか,あったら,よろしくね」。

そんな話をしていました。

みんなが自分の「〈希望〉の感覚」(Sense Of Hope)にアクセスしている社会。それは可能だと思います。

新しい時代は，やってきます。そのために，まずは，目の前のひとり……つまり読者である「あなた＝自分」から。

あなたが，〈希望〉を感じるのは，どんなときですか？

〈引用・参考文献〉
1) メアリー・エレン・コープランド：メンタルヘルスのリカバリーとWRAP（日本語版ホームページ）. http://www.mentalhealthrecovery.com/jp/copelandcenter.php＊
2) メアリー・エレン・コープランド：メンタルヘルスのリカバリーとWRAP（英語版ホームページ）. http://www.mentalhealthrecovery.com/

＊ used with permission of Advocates for Human Potential, Inc.

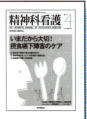

2015年4月号掲載
『WRAPを始める！』
第4回　希望
〈希望〉にアクセスする（リカバリーのキーコンセプト①）

Dialogue 4(収録日:2016年2月25日)

Dialogue 4
希望
—Hope

増川ねてる×藤田茂治×安保寛明
収録日:2016年2月25日

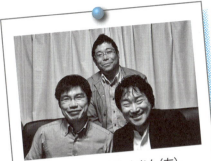

安保寛明(のびぞー)さん(左)。

ついに，始まる，キーコンセプトのダイアログ。キーコンセプトのかわきりは，希望です。どんなことになっていくのか，とても楽しみ……(増川)。

あらゆる場所に「希望の種」はある

増川 やぁ！ ついに来たね。希望のセッション！！ のびぞーとやりたかった。これができてほんとうれしいよ。

みなさん，ご存じ，のびぞー(安保さんのWRAPネーム)です。そして，リカバリ

ーのキーコンセプト。

希望から始まります！

で，ここはもう，最初っから飛ばしていくことにして，さっそく，核心的な質問からだけど，のびぞーが希望を感じるのはどのようなとき？

安保 当然，自分自身に関することもあるけど，自分以外の人たちが前向きになって目を輝かせている姿，エンパワーされている姿を目の当たりにしたときに希望を感じることが多いね。それをあえて言葉にするとしたら,「これでこの世界は大丈夫だ！」という感覚かな。

子どものころの話だけど，僕の通っていた中学校は岩手県の小さなまちの地元の公立中学校だったの。両親や小学校の先生は隣の盛岡市の中学を勧めてくれたんだけど，僕は地元の中学に行きたかったんだよね。そこは家が農家を営んでいる児童もいれば，新興住宅地に住む児童もいるような，さまざまな背景をもった生徒のいる中学校だった。そのような中学校生活のさまざまなイベントのなかで，僕自身が重要視していたのは「みんなが一緒になって楽しめるようにすること」。要する

第4章 希望—Hope

に「自分のまわりの人たちがハッピーだと，自分もハッピーになる」という原体験があって，それが僕のなかでの希望の感覚で，いまの自分の大部分を形成しているのだと思うな。

　大人になってからの自分自身についていえば，慌ただしい生活の渦中にあるときには希望というものを忘れがちになる。だから，その渦中では「もう（自分は）ダメなんじゃないか」などと考えたりしてしまうのだけど，時間が経てば「あのときはたいへんだったよね」というような笑い話になると思っていて。いまはたいへんだけど，いつかは笑えるだろうな，という感覚がいつもあるな。よくよくまわりを見渡せば，あらゆる場所に「希望の種」はあるということがわかるから。

　増川　いいねー，ほんと，そうだね。僕も希望には，抽象的ではなくて「ここにあるもの」という感覚がある。たとえば，子どものころの話だったら，「友だちができてうれしい」「ウイングマンの新しいのが出た！」「友だちが家に遊びにきてくれた」「風邪で学校休んだら，近所の子が給食のパンを持ってきてくれた」「清志郎のコンサートに行った」とかね。

　僕は子どものころ，どちらかといえば，みんなの輪から1歩引いたところにいることが多くてね。たとえば，昼休みなどにみんながグラウンドでサッカーや野球をやっていても（球技が苦手だからということもあるけど），「自分が参加しないほうが，みんなが場所を広く使えるな」と考えて，1人ぽつんと眺めていたりしたんだ。「混ぜて」とお願いすれば，その輪のなかに入ることもできたとは思うんだけれども……。しなかったんだよね。球技の下手な自分が入ったら，みんなの邪魔になると思ってて。それは，したくなくて。僕もそれは楽しくないし，みんなも楽しくないだろうと思って。それは，……それが僕なりのみんなとのつながり方だったと思うんだけれども，「本当はみんなのなかにいたい」っていう自分の"希望"とは，違っていた……。ズレていたっていまは，思う。……実際，苦しかったもんなぁ。淋しくて，悲しかったし，惨めだった。だから，友だちが当番でやることがあって，校庭に出て行かないときなんかはうれしくて，その友だちの近くで時間を過ごしていました。

　それがWRAPと出会って，「自分はみんなと一緒に何かをつくり上げることに希望を感じるのだ」ということが見えてきて……。いまは，それがわかっているから，ずいぶん楽になった……な。

　のびぞーとWRAPのキーコンセプトのうちの希望についてダイアログがしたいと思ったのは，そうした共通する感覚があったからだったということもあるんだ。

　藤田　なるほど。ただWRAPクラスのなかで「希望」というものに自分自身が向きあったときに，複雑にとらえすぎてしまって，「んんん……」と考え込んでしまう人も多いと聞くね。僕自身もWRAPクラスのなかで「あなたの場合は？」と問われて，もっとも答えに苦労したのが，この希望だったの。

　ただ，いまお2人の話を聞いていてピンときたことがあって。自分自身もWRAPに出会って……，ねてるさんが輝いている姿

を見ていると希望を感じるのね。だから，こういった本の企画など，僕は「プロデューサー的な立場」にいるほうが自分的にしっくりくる。

　個人的なことをいえば，昔から自分が表に出ることへの快楽やよろこびがあって，ずっとそれを追い求めていたけど，なかなかうまくいかなかったの。いまから思えば，きっと「自分が表に出る」というのは，本当の自分の希望にそった表現のあり方ではなかったのということだった思う。いま僕は訪問看護ステーションの代表をしているけれど，「自分が」というよりも，「スタッフが」活き活き働いているということに自分にとっての希望を感じるし，実際にステーションもうまくまわると実感しているんだ。

　増川　いまコモンくん（藤田さんのWRAPネーム）のエピソードを聞いていて考えていたんだけど，"快楽"や"よろこび"というのと，"希望"とでは，違うセンスがあるような気がするね。言い方をかえれば，「希望」と「欲望」。

　安保　僕もそう思う。時々，希望を「よろこび」と言いかえるときがあるけど，この言いかえには注意が必要で，「よろこび」には不快なことから逃れるという感覚が入り込むことがあるんだ。

　藤田　あ，わかる！　僕の「前に出たい」「主役でいたい」というのは，何かしらの代償行為であるという感覚を薄々もっていたから。

　増川　そうすると，コモンくんの場合は，「前に出たい」「主役でいたい」っていうのは，「"欲"望」のほう……。そこには自分自身の深いところとのつながり，というセンスはない感じだよね。ズレちゃっているというか。微妙なんだけれども。

　安保　人は不快な感覚には耐性をつけることはできるけど，「よろこび」に代表されるような「快の感情」に抗うことは難しいようなの。強い快の感覚って"欲望"の世界につながりやすいよね。違法薬物もそう，ギャンブルもそう。快のために自分を正当化したり何かを犠牲にするということまで起きてくると……何かをしくじるよね（笑）。

　藤田　それもわかる（笑）。「自分が主役になって注目を集める」という「よろこび」に抗いがたいときがあるんだよ。僕にとっては，……それは「"欲"望」。……それは「注意サイン」だな。

自分のなかにある希望

　増川　なるほどね。「希望」に対して「欲望」の世界ってあるよね。「希＝こいねがう」のか，「欲＝ほしいともとめる」のか……。「何かいいことがあれば」って望むのと「自分のものにしたい」って望むのと，人には両方の気持ちがもともとあると思うんだけれどもね。そのなかで，WRAPでいっている「リカバリーのキーコンセプト」としては，「ほしいともとめる」のではなく「こいねがう」の方が来ているんだけれども。つまり「欲望」ではなくて「希望」のほうが「リカバリーのキーコンセプト」とされているんだけれども……。

　そしたらさ，のびぞーにとって希望の感覚はあえて「希望」という言葉を使わなく

第4章 希望—Hope

てもいいのだけど,どのようなものなの？

安保 自分の視線の先(未来)の光を自分自身の内に見出す,というように考えているの。たとえば,砂漠の真ん中に1人でポツンといて,生命の危機すら感じているのだけど,目を凝らして見てみると,遠く砂漠の果ての地平線に街が見える……,とか,童話で言えば『手袋を買いに』の子狐が遠くの町へ明かりを頼りに向かう感じ……,未来への希望が町の明かりと重なって,これって「なんとかなるんだ」という感じを抱きません？

増川 うん,うん,感じる。「欲望」は自分に向かっている感じなんだけれども,希望ってさ,時間や距離を超えたり,もしかしたら時代ともつながるような,そんなセンスがあるって思う。

安保 僕がかかわっている専門の領域の1つのなかでは,そのつながりを「一貫性」と呼んでいるの。英語だとコヒーレンスCoherenceと訳される。

増川 わー！ そうそう,僕もまさにいま,「コヒーレント」って言葉が浮かんでたの！

安保 おお！ そうなんだ！ すごいすごい。

増川 「ダイアログ」って本があってさ,これはもうこの世界の古典だと思うんだけれどもね,D. ボームって人の本ね。その『ダイアローグ—対立から共生へ,議論から対話へ』って本のなかで,ダイアログの目的は,コヒーレントCoherentな世界をつくることというようなことを言っているんだよね。つまりさ,あの「ピューーー！」って,通る感じね。

安保 わかるわかる。あの「ピューーー！」ってやつね(笑)。

増川 うん,あの「ピューーーーー！」

藤田 ……。

増川 それをね,ボームは,「『レーザービーム』が走る感じ」って言っているのね。もう,痺れるよね。もっとも,ボームは物理学者なんだけれどもね。

安保 なるほど。僕は,音や雷が遠くにつながっているっていう文脈で,知っていたのだけど,ストレスとかトラウマケアの文脈でも知って,「おもしろいなー」って思ったんだよね。「コヒーレンス」ってのを。

増川 あ,そっか。うん,うん,その「コヒーレンス」。

藤田 ……。

増川 でさ,あの「ダイアログ」なんだけれども,「ロゴスが通る」っていう意味じゃん。語源でいうと,現在使われているダイアログdialogueという言葉はギリシャ語のdialogos。つまり「dia」って「通る」っていう意味で,「logos」が「言葉」っていう意味だから,「ダイアログ」って,「ロゴスが通る」っていうこと。日本語に直訳すると,「言葉が通る」「意味が流れる」っていうこと。で,ボームは言うの。その「ダイアロゴス」が起きるとき,それはあたかも「レーザービーム」が走るようだって言うんだよね。それまで,いろんなものが雑然としていて,わさわさって蠢いている。それが,ある瞬間がきたときに,「ピューーー！」ってレーザービームが走るんだって。そして,途轍もない力を生む,って。そして,それを「ダイアログ」ってボームは言

うんだ。そして，そのとき，そこにいた人は，確かな意味や確信を得て，自分の役割がわかっていて，それぞれが自分の使命にもとづいて動き始めるっていうのね。それは，だれかの命令とか義務とかじゃなくてさ，「自分のなすべきことを知っている」から，それぞれがそれをするようになっているって。

藤田 ……なるほどね。

増川 うん。それが「ダイアログ」の世界観。それが，日本語の定訳では「対話」って訳されているじゃん。で，個人的には，あれってちょっとまずい訳だって思っていて。つまり「対話」だと，「2」って感じがしない？「1対1」で向きあう，みたいな。でも，「ダイア」って，「対」じゃないんだよね。「通る」なの。だから，僕が訳すとしたら，やっぱり「会話」がいいと思うの。「話」が「会」って，それで意味が通っていく……っていう意味。人と人とが「出会って」，それで意味が通っていくというか，心が通っていくっていうか。

「対話」だと，「ディスカッション discussion」という感じにもちょっとなってしまって。これは，「パーカッション」「打楽器」とかと同じ語源。ま，ボームの受け売りだけれどもね（笑）。だから，「ディスカッション」には，「たたく」とか，「うちこわす」ってのが入ってくるけど，「ダイアログ」って，シンプルに，ロゴスが通る……，つまり「意味が通る」っていう意味。もっとも，「モノローグ」からの連想で，「単一」ではなく，「複数」というイメージをもちやすいってのはあると思うんだけれどもね。でも，そうではなくて，「ダイアログ」は，「ダイアロゴス」＝「意味が通る」って意味なんだよね。

そして，このダイアログが起きたときには，レーザービームが走るって，ボームは言うの。かっこいいよね。ボーム。まだ読んでいなかったら，絶対読んだほうがいいよ。ピーター・センゲの序もかっこいいから！

藤田 ねてるさんの好きな話だね。「ダイアログは，対話ではなく，『会話』です！」って（笑）。僕もそっちのほうがいいと思うよ。わかりやすい。

増川 レーザー光線ね，「ピューーーー！」って話ね（笑）。……熱くなってしまった……。とにかく希望は，時空を超える。コヒーレントなものなんだよね……。のびぞー，希望って，ホントそうだよね。

安保 おもしろいねえ。自分の視線の先（未来）の光ということに話を戻すと，ねてるさんの書いた「希望」の記事に玄田有史さんの言葉が引いてあったよね。玄田さんは，「希望はそれが失われた感覚があるほうが実感しやすい」ということを言っているんだよね。

増川 そんなことも，言ってたっけ？あの人も清志郎好きなんだよね（笑）。

安保 うん。「希望はそれが失われた感覚があるほうが実感しやすい」って。

言いかえれば，自分のまわりが光に溢れているときには，見い出しづらいもの。だからうす暗いようななかで小さな光が見えたときに，人は「あ，これだ！」と気づくことができるんじゃないかな。その小さなその光と，「うちなるもの」が共鳴・共振すること。僕にとってそれが希望に対する

第4章 希望―Hope

イメージ。「コヒーレンス」のイメージね。だから，自分のまわりに立ちこめる薄暗がりを「味わっておく」ということが大切なんだと思う。それがないふりをしたり，スルーしたりすると，希望の感覚を見い出しづらくなる。

増川 もちろん，その薄暗がりに埋没しすぎでもよくない……。ダークサイドに落ちちゃうから（笑）。そうなると，ダークサイドのエネルギーに動かされちゃう……。

安保 ね。だから，そこはバランスのとれた向きあい方が必要なんだろうね。

増川 希望は共振・共鳴ということを通じて訪れる，というのはとてもしっくりくるね〜。どうしても希望という言葉ありきで考えてしまいがちだけど，キーコンセプトのなかで希望というのはとても大切な内容……。でもだからと言って，「希望」という言葉を覚えてほしいわけではないんだよね。言葉はラベルに過ぎない。いま，のびぞーが言ってくれたような感覚を，僕たちはたまたま希望（/KIBOO/）と（日本語では）呼んでいるだけ……だと思うのね。

希望からすべてが始まる

安保 希望ということについて，メンタルヘルスの領域で人にかかわる仕事に就いている人が踏まえていたほうがよいことがあると思う。精神疾患のある人は，生まれたその日から精神障がい者であるわけではないよね。多くの場合，人生の途中――10代の後半から20代の中・後半に精神疾患を発症する。つまり，ある時期まで人生のなかで幸せな感覚をもっていたのが，一度途絶えてしまった状況であると僕は考えているんだ。そこで"WRAP"や"リカバリー"ということが大切になってくるの。先ほど共振・共鳴ということを言ったけど，途中で挫折してしまった人が，ある意味で無邪気さ・無垢さをもって他者とかかわることで共振・共鳴が起こり，人生を楽しんでいた自分というものと時間を超えて再びつながることができるのではないかな。それが前向きに生きられるエネルギーとなる。それが希望だと思う。

増川 僕自身，希望からすべてが始まると思っていて……。いま，のびぞーが言ってくれたことはすごくしっくりきて，自分は何に・どのように希望を感じるのかがわかったときに，また自分の人生と仲良くなれたと実感しているんだ。

具体的には，作業所などで友だちができたときに，「まだわかりあえる人がいるんだ」と思って，心からほっとできたし，「自分は"人とつながる"ことで希望を感じる人間なんだ」とわかった。しかし「このままでは人に依存するだけではないか」と思うようになって，会社員をしていたころのように，独立独歩で「個人的な事柄なんて関係ないよ。目的の達成がみんなのためになるんだ」というスタイルにしようと思ったことがあった。

で，それでそれなりに業績をあげることはできたけど，それは〈本来の自分の姿〉ではなかったんだよね。しっくりこないの。そして，「やっぱり自分は，〈人とのつながりで希望を感じる〉人間なんだな」って思ったんだ。だったら，それが自分なんだから，その自分を成熟させていこうと思うよ

うになった。もう，それはわかったのだから，あとは成熟させていけばいい。人とのつながりで希望を感じるのなら，そこに関してのエキスパートになれるはず。人に依存することなく，人とのつながりで希望を感じて，それを大切にするという人生を生きていく。それをやっていくって決めたの。それから，かなり楽になったな。

自分自身と自分が本当に感じている希望のズレは，人の人生をぎくしゃくしたものにしてしまうよね。

藤田 2人の話を聞いていると「つながること」というのが，希望と深く関連している気がする。

増川 もちろん，それはのびぞーと僕にとっての希望で，「つながること」に希望をもつべきだ，ということでは全然なくて。とにかく，僕（ら）はそうだったということで……。

安保 そうだね。

支援者が気をつけておきたいこと

藤田 WRAPは支援技法ではない，みずからつくり，使っていくものである，ということをWRAPの全体像についてのダイアログで確認してきた。ただ希望ということに関して，臨床において支援者は日常的に「患者さんの希望」にもとづいて看護を提供している。でも，時に支援者は，対象者の希望を（意図せざるにしても）取り違えてしまう場合があると思う。ここで，はWRAPそのものから少し離れて，希望をめぐる支援者と対象者の関係性について話していければいいな。

安保 希望は，欠けているピースを埋めるというような「取り戻すべき失われたもの」ではないのだと思う。もともと自分がもっている何かであり，あるときそこに光があたり，輝き，育っていくというイメージかな。

たとえば，大学を中退して自宅にひきこもっていた人が，精神疾患の診断を受けて入院してきたという場合。よくありがちなのは，支援者が「この人はきっともう一度大学に戻ることが希望に違いない」と早とちりして，「大学への復学もきっと可能ですから，一緒にがんばりましょう！」と投げかけてしまう，というもの。これは少しピントのズレた介入だと思うのね。これは「失われたもの」に注目した支援になっている。むしろ，本人のなかになお残るエネルギーに着目して，その本人が何と共振・共鳴を起こすかを，時間をかけて，対話のなかから見出していく姿勢が大事なんだと思う。

それに，「あなたの希望ってなんですか？」と尋ねて，その人からなんらかの答えを得たとしても，「あなたの希望は○○なんですね！」「○○さんの希望はなんですよ！」というように，いわば拡声器を使って触れてまわるというのは，支援者のあり方として僕は違うと思う。たとえば，このダイアログを読んだ人が「安保さんはまわりの人が前向きになっていくと，希望を感じる人らしいよ」と話しているのを聞いたら，僕はあまりいい気はしない（笑）。なぜかといえば，その人が根源的に希望を感じるそのものは，その人のなかから取り

第4章　希望─Hope

出すことのできないものだから。その人の尊厳にかかわるものと言ってもいいかもしれない。

増川　いま、のびぞーが言ってくれたのは、僕が先ほど言った「自分自身と自分が本当に感じている希望のズレは、人の人生をぎくしゃくしたものになる」というニュアンスに近くて、希望はその人から取り出せないもので、いわば心臓のようなもの。無理に取り出してしまうと、比喩的に言えば、その人がバラバラになってしまう、ということ。

安保　そうそう。その人がみずから希望について発見していくことをお手伝いすることはできるけど、支援者が先回りして見つけて、「これがあなたの希望です！」と示すものではないよね。

増川　うん！　まさに。「あなたの希望は○○なんですね！」というのはナンセンス。WRAPに引き寄せて考えると、（希望に限らず、ほかのキーコンセプトも同じように言えますが）希望に関して誰かが別の誰かにアドバイスできるものではないんだよ。ましてや観察することができるものでもない。しつこいようだけど、WRAPは自分でつくり、自分で使う自分自身の取り扱い説明書なの。だから、この本を読んで少しでもWRAPに関心をもった看護師さんたちには、「自分のかかわる患者さんの希望」ということではなくて、「自分にとっての希望はなんだろう？」と考えてほしいな。そうじゃないと、このことはつかめないと思う。

あと強調しておきたいのは「あなたの希望は？」という問いで返ってくるのは、「目標」や「夢」の類で、希望とは違うように思う。僕の経験からは、そうだったんだよね。WRAPでは「目標」や「夢」と希望を明確に分けていてさ、希望はこのダイアログで強調しているように、「自分のなかにある感覚」。だから、決して失われるということはない。それは、とても重要で、大切なことだと思う。

安保　たしかに。リカバリーゴールと希望のうち、ゴールはゴール（目標）だけど、希望はその人の精神性の核という感じだね。

増川　ゴールとその人の希望とがつながっていないと、自分自身と調和がうまくいかないだろうと思う……そういう話だよね。希望こそ自分の命の源泉にあるもので、すべてはここから始まるのだと思う。

安保　今日あらためて希望について3人で話をしていて気がついたのは、希望に関しては「利益」だったり、何かを「獲得」するということとは関係なく、純粋に楽しみやうれしさや安心感を感じるものであるということだな。

増川　そうだね。希望はすでにそこ──自分のなかにあるものと考えることができれば、何かを「獲得」しようとしなくても、人とつながることができるんだよね。それは「共創造」という世界観に近いのかもしれない。逆に、「獲得」というのは「奪いあい」「生存競争」という世界観にあるものかもしれない。だからさ、「欲望」と「希望」はさ、明確に違うよね。「欲望は、獲得しにいかないと満たされないもの。自分が、ほしいほしい、手に入れたい」って感じがする。でも、希望は、もうそれだけ

でその本人を動かし，他者とつながり，そして，その人を先に進めていくものな感じがするんだ。純粋なところ。

満たす，満たされない……ってことじゃなくてさ，無垢なところで，「こいねがい，のぞむこと」。そして，もうそれだけで他者と共振・共鳴しあえる内なる光。時と場所を越えていく力。

本当に，希望は，いいものだと思います。

そろそろ，時間になったけど，ほんと，おもしろかった。

安保　そうだね，ありがとう。
藤田　はい，ありがとうございました。
増川　うん，ダイアログできてよかった。ほんと，ありがとうございました！

Dialogue4　希望―Hope　了

\ 私のWRAPです！/

僕の場合はこの手帳にWRAPを書いています。この手帳の中には，ほかにもスケジュール帳と住所録があって，お気に入りのお店や場所のリストも入っています。手帳のほかにはタブレット端末も使っていて，「自分の頭のなかに保管できないものを外部に記録している」という感覚で保存しています。ちなみにこの手帳は日記も兼ねていて，「誰と会った・こんな話をした」などが書いてあります。WRAPについては，手帳の中に注意サインや引き金，それに対処プランも書いてあります。

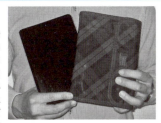

安保寛明
（山形県立保健医療大学看護学科）

自分の責任（主体性）
—Personal Responsibility

第5章　自分の責任（主体性）—Personal Responsibility

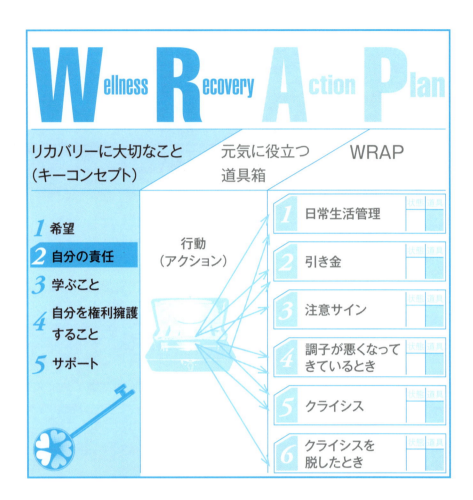

たとえば……こんな使い方
自分の責任（主体性）

人には「選択する力」があると思います。さまざまな刺激に「反射的に」動かされる……翻弄されるのではなく，対応を「自分で選択」する力がある。責任をもてるのです。
あなたが，〈選択をするときに〉大切にしていることはなんですか？

自分の責任（主体性）

パワフル。
……とても，パワフル。

〈リカバリーのキーコンセプト〉の2つ目は，〈自分の責任〉。
これはWRAPのホームページ[1]では，以下のように言われているものです。

「自分で責任をもつこと（personal responsibility）―人からの助けを受けることはあっても，行動を起こし，元気でいるためにしなければならないことを実行するのは，あなた自身です」。

みなさんは〈責任〉と聞いて，どんなイメージを抱くでしょうか？
「ピンと背筋が伸びる」という方もいるでしょうし，「何やら重たい，重苦しい」と感じる方もいるでしょう。あるいは，「自己責任……自己責任……昨今はそういう社会ですよね」と思う方も，「よし！　がんばってみようか」と思う方もいらっしゃるでしょう。
僕の場合はといえば，「自分で責任をもちたい！」「僕もできることがあるのだから」と力が湧き上がってきました。しかし同時に，怖かった……ような気がします。〈自分で責任をもつこと〉をしたのならば，誰も護ってくれない，失敗したらそれで終わりがやってくる，人から責められる，といったような，なんだかギリギリなところに立つ感じ。
当時，僕は生活保護を受けていて，地域の福祉施設に通っていたのですが，自分のことなのに自分で決めることができないという違和感をもっていました。たとえば，ホームヘルパーさんにどのくらいの日数来てもらうのか，またその時間帯，さらに自分の人生を立て直す計画に関するケア会議に出ることができないなど，福祉サービスや医療にはどうにも関与できない，自分のことなのに自分で関与できない……と感じていたのです。

第5章　自分の責任（主体性）—Personal Responsibility

　〈責任〉は自分でもつから，サポートしてほしい。〈自分で責任をもつこと〉ができるのなら，自分のことを自分で引き受けることができるし，「納得できる」。そう思ったのです。でも，一方で怖かった……。

　そんなところから，僕の〈自分の責任をもつ〉というキーワードは，はじまりました。自分の主導権を自分で取り戻していくというところから。

★

　〈リカバリーのキーコンセプト〉，僕自身，とらえるのにとても苦労してきたところなので，少し慎重になっています。……うまく伝えられるのかどうか。限られた紙幅，顔が見えない読者と筆者の関係，グループの力が使えないなかで，伝えることができるのだろうか……。

　さまざまなことが頭に浮かんできますが，はじめなければ，はじまらない……。それでは，書きはじめようと思います。

これで動けた！

　まず，このキーコンセプト（自分の責任）が，自分に「効いた」体験からはじめます。

1）健康を取り戻していたと思うものの……

　実行するのは「自分自身」。そうは言っても，できないことが沢山あるんだ。

　前述のように，当時僕は生活保護を受給しながら，地域の福祉施設に通っていました。その数年前に仕事をなくして離婚をし，それまでの交友関係もほとんどなくしていました。

　しかし当事者仲間に出会い，「話してわかりあえる仲間がいる」ことを知って，「当事者活動」「障がい者運動」をやっていきたい……そんな風になっていきました。そして，医療ジャーナリストの月崎時央さんと，SSTの講師を務める友人・土屋徹さんに誘ってもらって，仲間と『プロジェクトR』（引用・参考文献を参照）という団体を運営していました。この団体では「経験を力にかえる時代です」をキャッチコピーに，月1回のワ

ークショップを開催していました。また，いくつかの学会や大会で「体験談を話す」機会をもらい，壇上で話をすることもありました。『こころの元気＋』(特定非営利活動法人地域精神保健福祉機構コンボ)という雑誌の読者モデルをしたのもこのころです。体調の波はありながらも，健康を取り戻していたと思います。

　しかし……

2) 四方八方行きづまり

　社会に出るのは，なかなか難しい。

　あれやこれや考えて，「難しい」と思っていました。支えは「いつか『プロジェクトR』で起業する！」という思い。そして試行錯誤をしていました。

　そうしたなか，友人たちは「就労支援」を受けて，仕事をもちはじめていました。そこで僕も就労支援のプログラムに参加して，合同面接会に行き，面接も受けました(結果はどれもが不採用)。お世話になった生活支援センターでアルバイトをしたのも，この前後(声をかけてもらったことがとてもうれしかったです)。

　そして，WRAPと出会い，WRAPの団体を地元の仲間と立ち上げたり，通っていた福祉施設が関連するネットワークに当事者委員としてかかわるようにもなりました。また関東地方で精神医療・福祉関連の学会があると，そこにかかわりたいと言って手をあげたり，実際に誘ってもらってかかわったり。そこで飲み会があると聞けば「僕も行っていいですか？」と言って(いま思うと無軌道だったなと思うのですが)，参加させてもらうこともありました。

　このように人との交流が増え，知っている人もそれまでとは比べようもなく増えていきました。しかし……社会に出られない。知っている人は沢山いる。仲間と呼べる人もできた。健康状態もいちばんひどいときは抜けた感じ。講演の依頼もある。やりたいこともある。でも……僕は動け

第5章 自分の責任（主体性）—Personal Responsibility

なくなりました。

　かかわっている人は多いのですが，安定した仕事にはつながっていかない。「ここで働きたい」と思う場所もいくつかありましたが，僕は就職できず，別の人が採用になり，そのことでさびしくなって「どうせ自分なんか……」と落ち込んでいきました。

　そうすると，次にやってくるのは「どうせ自分は障がい者だから」という考え。そして，「なんでこうなってしまったのだろう」「昔は幸せだったな，親にも大切に育ててもらったな。でも，僕が失敗したために悪いことをしたな，ご先祖様にも悪いなぁ……」「あの人が僕から奪っていったんだ。もうどうにもならないよ」と，やり場のない思いに捕らわれていきました。次第に家から出られなくなり，1人でポツンと布団の上。横たわった体。高くて大きな壁に囲まれ，世界と自分が切り離されたような感じ。四方八方行きづまり……。

3）「選択したらはじまった」

　そんなとき，〈リカバリーのキーコンセプト〉をひたすら頭のなかで唱えて，スゥーッと僕に力を与えてくれたのが，この〈自分で責任をもつこと〉でした。

　怖いけれど，自分で動いていいのだ。いろいろなことがあるし，人からの期待や，いつか訪れるチャンス（機会）もあるだろうけれど，自分で決めていいのだ，選んでいいのだ。

　「四方八方囲まれて，どこにも行けない」。そう言って1人で家から出られなくなった，いま，この状況。しかし僕は「自分で選択するということを，ちゃんとしているのだろうか？」。そこを見つめていくと……先に進めそうな，道が開きそうな気がしました。

　「自分で決めるだけだったのだ」。
　いま，そのころのことを思い返すと，そう思えます。

　そして，そのころのことを俯瞰してみると，「選択したらはじまった」と

いうストーリーが見えてきます。

personal responsibility

1) もともと備わったもの

「自分で決めるだけだったのだ」
「選択したらはじまった」

それが，〈希望〉に続く，第2の〈キーコンセプト（鍵）〉が導くものだと僕は思います。

大きな傷つき体験をすると，「自分で決めたり，選んだりする」ことが難しくなります。「自分でこうしたいと思ってそれをする。そうすると，そのたびごとに不快な刺激が与えられる。それを続けられるとその不快な刺激がこないようになっても，やがて『それ』を望むことができなくなる」と，最近読んだ心理学の本にも，そんな実験のことが書いてありました。僕も自分自身の経験から，そう思います。

でも，「希望」は決してなくならない。第4章でお話したように，もともと人には希望を感じるセンス（感覚）が備わっています。ですので，その感度が落ちたり，忘れてしまっていたり，見えなくなって〈希望〉にアクセスすることが"難しくなる"ことはあるかもしれません。しかし，〈希望〉自体はなくならないのです。

同じように，〈自分で責任をもつこと（personal responsibility）〉も，決してなくならないものだと思います。なぜなら，これも人にもともと備わった「能力（ability）」だからです。

もともとって生まれたものだから，人が奪うことのできないもの。もしかすると，手放すことはあるかもしれませんし，使わなくなることもあるかもしれません。けれど，その能力自体がその人から消えてなくなることはないと思うのです。

2) personal responsibility という"能力"

　原語の「personal responsibility」を見てみましょう。「personal」ですので、まず「social」と区別します。「社会の」ではなく，「個人の」もの。次に，「respons」＝「response」なので「反応」。「ibility」＝「ability」なので「能力」[*1]。

　これらをそのまま並べてみると，「個人の」「反応」「能力」　となります。つまり，〈リカバリーのキーコンセプト〉の2つ目〈自分で責任をもつこと（personal responsibility）〉とは，その人がもっている「能力」に関することなのです。では，それはどのような能力なのか。「response＝反応」に関する能力です。外部からやってくる「刺激」に対して，単に「反射」的に返すのではなく，どのような反応をとるのか「人は選択できる」ということです（「対応することができる」と言ってもいいかもしれません）。外部からやってくる刺激を「選択」することはできないかもしれません。しかし，その刺激に対してどのように反応するのかは，自分で「選択」できる。ここがポイントだと，思います。

　この能力を働かせることによって，「刺激」に「振り回される」ことなく，あるいは「巻き込まれる」ことなく，人は自分の考えや行動をとることができるようになります。さらに，自分の行動や選択を人や何かのせいにしなくなるようになるのです。あるいは，支配的でなくなったり，人を隷属的に巻き込んだりもしなくなるのだと思います。

　そして，誰もが，この「personal responsibility」をもっていると思えたとき，そこに対等な関係が立ち現れ，「隷属」や「支配」といった「コントロール」の世界観は消えると思うのです。そして，1人1人が自分を，自分の人生を引き受けていくことができるようになると思います。個人は「主体的」に生き，お互いが「対等」な関係性をもってかかわっていく，そんなストーリーが展開していくはずです。

3)「成長と満足」から「感謝と充実」へ

　僕は，この第2の〈キーコンセプト（鍵）〉を自分のなかに見つけてから，随分と生活が，人生が変わったように思います。

かつては,「決める」こと,「選ぶこと」ができないでいました。そのため,周囲には「選択肢」ばかりが増えていったように思います。「選ぶことは,選ばなかったほうを捨てること」 ,そんな風にも思っていました(欲張りだったのかな,といまでは思いますが)。選択肢が多いことを,「豊かさ」だと思ってもいました。しかし,現実には,何も手にしていない。何にも,実感をもてていない。それが僕の人生でした。

　それが,この「personal responsibility」を知ってからは,地に足がついたように思います。可能性をつくって満足するのではなく,みずから「選択」し「決定」することで,その可能性を現実のものとして生きていくことが,(少しずつ)できるようになっていきました。そうすると,「生きている」人に出会うようにもなってきました。それまでも多くの人とやりとりはありましたが,どこか「観念」の世界のなかでのやりとりだったように思います。

　また,「personal responsibility」を意識するようになってから,生活保護を抜けて,自分で稼いだお金で生計を立てていくようになりました。振り返ると,以前は,夢のなか,観念のなかを生きていたように思えます。「仕事をするなら好きなことを自由にやって,それでいてお金にも困らないのがいい。だから起業するんだ」「自分は天才詩人。それを認めないのは社会の問題」,反対に「自分は障がい者,もう働けない」「症状があるから,仕事をしたとしても社会保障費(生活保護と障害年金)なしにはやっていけない」など,極端な思考になっていました。しかし,いずれの思考も「現実」ではない,「実際」ではない。そのことがわかったのは,自分のなかの「personal responsibility」に気がつき,その能力を使うようになったからです。次第に,物事が「現実のなか」で展開するようになっていったのでした。

★

　もちろん,傷つくことも,痛い目にあうことも,ありますが,生きている「実感」があります。自分で選択したことだから,そこで起こった事柄も自分のこととして受け入れることができますし,そこから学ぶこともできます。そして,「失敗／成功」という観点からではなく,さまざまな事柄

を「自分の人生のなかで起きていること」として見ることができるようになりました。すると，勝ち負けや，持つ／持たない，優劣や悔しさではなく，「他者への感謝」と，起こることそのものへの「畏敬の念」が湧いてくるようになりました。自分がもっているモノを使っているという「充実感」も伴って。

　そして，これが自分の人生なのだと思えるようになりました。「成長と満足」というパラダイムから，「充実と感謝」というパラダイムへ，入ったように感じます。

パワフル。とてもパワフル

　第4章に引き続き，本章も図1を。
　みなさんは，どのように感じるでしょうか？

　思考や行動を〈希望〉（キーコンセプトの一番目）からはじめるのか，「不安」や「問題」からはじめるのか。そして，その次に「選択する力」を働かせるのか，「反射」としての行動を起こすのか……。
　僕は，WRAPを使っての生活（①の見方です）ということをするようにしているのですが，そうしていると，これが「自分の人生だ！」と思えるようになりました。具体的には，〈希望〉にアクセスして，次に自分の「選択する力 personal responsibility」を働かせ，自分のいまを，人生を創っていこう………としています。そうすると，力が湧いてくるのです。
　〈責任〉なき〈希望〉は，現実の世界で実体化することはなく，夢と選択肢を増やしはしても時間とともに消えていきます。〈希望〉なき〈責任〉は，物事を遂行させ，現実に作用させはするものの，そこに喜びは少なく疲労は多く残ると思います。僕は，どちらも経験してきました。その経験から「〈希望〉からはじめて，〈責任〉（「選択する力 personal responsibility 」）を働かせて，現実を創っていく」ということが，とてもバランスよく感じます。そうしていくと，自分の人生を"現実のなかで"生きている実感があります。

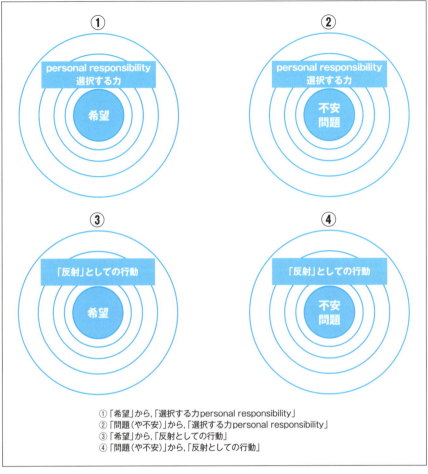

図1　リカバリーのキーコンセプト〈希望〉と〈自分の責任〉

アルケミスト

　好きな小説があります。パウロ・コエーリョの『アルケミスト』[3]。「世界で1億5000万部の大ベントセラー」というブラジル生まれの小説です。この小説は，第1刷では900冊しか売れず，再販もしないと出版社が決めたものだったそうです。それが，いまや世界的なベストセラー。パウ

第5章 自分の責任（主体性）—Personal Responsibility

ロ・コエーリョのリカバリーの旅。それによって，運ばれてきた物語。

ここで紹介したいのは，物語の冒頭部分。主人公の少年が旅に出はじめたころ，ある老人と出会います。そして，自分がもっている本を老人に渡すと，その本をあちこち眺めまわし，老人がこう言いました。

「この本は，世界中のほとんどの本に書かれていることと同じことを言っている」と老人が言った。「人は自分の運命を選ぶことができない，と言っているのだよ。そして最後に，誰もが世界最大のうそを信じている，と言っている」

「世界最大のうそって何ですか？」とすっかり驚いて，少年は聞いた。

「それはこうじゃ，人は人生のある時点で，自分に起こってくることをコントロールできなくなり，宿命によって人生を支配されてしまうということだ。それが世界最大のうそじゃよ。」

「……『大いなる魂』は人々の幸せによってはぐくまれる。そして，不幸，羨望，嫉妬によってもはぐくまれる。自分の運命を実現することは，人間の唯一の責任なのだ」

さらに老人はこう話します。

「……人は，自分の夢見ていることをいつでも実行できることに，あの男は気がついていないのだよ」

「羊飼いになればよかったのに」と少年は言った。

「そう，彼はそのことも考えたよ」と老人が言った。「しかし，パン屋の方が羊飼いより，立派な仕事だと思ったのさ」（中略）

「結局，人は自分の運命より，他人が羊飼いやパン屋をどう思うかという方が，もっと大切になってしまうのだ」

そして，このシーン。老人と少年の別れのシーンは，こんな感じです。

（老人は，少年に2つの石を渡します。そして，その石から助けてもらう方法

を伝えた後に……)

「(前略)……しかし，できれば自分で決めるように努力しなさい。宝物はピラミッドにある。そのことをお前はもう知っていたね。……(後略)」

そして，

少年はその石を袋にしまった。これからは，彼は自分で決心してゆくのだ。

そして，老人はもう1つ物語を語り，少年はそれを聞き，老人は立ち去り，少年は旅を続けます。その旅は，それまでの旅とは違った旅。少年は，行くところを知っています。そして少年は，アフリカをめざし，旅をはじめます。

先述のように，人には「personal responsibility」という能力があります。《「刺激」←→「反射」》ではなく，《「刺激」←→「対応」》という反応をとることを，人は選択できるのです。

僕は，24歳ぐらいのころに「東京を出て田舎に帰り，そして自分の『詩集』をまとめてまた東京に出てくるんだ！」と言って，東京を出たのですが，その際に詩人仲間からこの小説をプレゼントしてもらいました。田舎に帰っても読まず，再度上京してからも読んでいなかったのですが，病気がひどくなって外に出られなくなったときに，手当たり次第に家にある本を読んでいたころに見つけました。そして，何度も何度も読み返し，魂を洗濯していきました。

人が自分で何かを決めたとき，そこに何かが必ず起こります。「(～の)せい」「(～する，～である)べき」からではなく，それが「自分で選択」したことならば，それによって生じる物事は「その人の人生の上で起こっている」ことになるでしょう。そして，そうしたことが起こるのは，現実のなかで，みずから関与する力 (能力＝personal responsibility) を備えているからだと思います。その能力に着目して，使う。これが〈リカバリーのキ

第5章　自分の責任（主体性）—Personal Responsibility

ーコンセプト〉2つ目、〈自分で責任をもつこと（personal responsibility）〉です。

ある日のWRAPクラスで

　personal responsibility。ここが、リカバリーが起きるかどうかの明確なポイントであったと、メアリー・エレンさんは言っています。「どういう風にみんなは生活しているのか」という調査のなかで、はっきりとした「違い」があったというのです。

　あるグループは「～だったら……なのに」「～なら……なのに」と言っていて、その人たちはあまり元気ではありませんでした。一方で、「私には……がある」「私は……を試しています」と言っている人たちは、リカバリーしていて、自分の人生を取り戻していたのだそうです（そして、そのなかから〈元気に役立つ道具箱〉の存在が見えてきたのだと）。

　自分が「自分の人生の専門家」。さまざまな刺激が、外から、時には内側からやってくるでしょう。大抵の場合、その刺激は自分で選ぶことはできません。ですが、それに対してどう行動するのかは、「自分で選択可能」です。ここで生じるのが〈責任〉。つまり、選択権や決定権をみずからもつときに生じる〈責任〉です。

　自分の人生。その〈責任〉はその人生を、命を使って生きているその人自身。自分の人生の〈責任〉は自分でもつことができる。責任者は、誰でもない、「自分自身」ということです。

　そんな話をしていた、あるWRAPクラスでのこと。

　〈自分の責任〉を取り扱っていたその日のWRAPクラスでは、このような問いを投げかけていました。
　「次の6つに対して、あなたは何を大切にして選択をしていますか？」

　①仕事，②学校，③パートナー，④着る服，⑤食べるもの，⑥住まい．

「仕事は自分に合っているもの，学校は好きなもの」「仕事は好きなことをする」「学校は，なりゆき」「着る服は，着心地」「着る服は，機能性」「食べ物は，マグロ」「食べ物は，誰と食べるかで決める」などなど，それぞれに違った考えが述べられました。

　このなかで「ああ，そうなのか」と思ったのは，「僕は，自分が好きだからね。だから，仕事は，好きかどうかで決めているの」という考え。「自分が好きだから，嫌いな『仕事』をしないようにしている。好きかどうかで選んでいるよ」と，ある参加者が言いました（これは，僕に生活保護を抜ける機会をつくってくれた，東京ソテリア代表理事の野口さんの発言です）。自分の人生の，多くの時間を真剣に費やしていく「仕事」。ならば，好きな仕事をすることが，「自分を大切にすること」になるという考え方。そうあれたならば，「人生のなかで生じるさまざまな出来事を誰かのせいにすることなく，真剣に，思いきり，自分の仕事ができるだろうな」と思いました。

　そして，その日の，そのWRAPクラスでのチェックアウト。参加者の発言。

　「このクラスから持ち帰りたいものは……。仕事を好きかそうでないかで選んでいいということ。自分を大事にしていいのだと思いました。これを持ち帰ります」
　「服装は，『機能性』で選んでいる人がいるのですね。それでいいのですね。みんなおしゃれしているように，実は感じていて，おしゃれじゃなければいけないと思っていたのですが，そうでなくてもいいのですね。おしゃれで選ぶのではなく，『機能性』で洋服を選んでいる人もいるのですね。これを，持ち帰ります」

　人は，選択をして生きています。
　そして，この力を止められたとき，人はフラストレーションや怒りを感じるのではないでしょうか。その結果，物事を何かのせいにするよう

第5章　自分の責任（主体性）—Personal Responsibility

になったり，暴力的になったりする……社会で起こっている不幸の原因はここにあることが多いように思います。誰もがもっている「personal responsibility」。この力を尊重しあえたら，人々が対等に，自分の人生を生きていける社会になると思っています。

みなさんのなかにある「選択する力」に目を向けていただきたいと思います。それは，人生を，現実のなかに立たせ，とてもパワフルなものにしていくと思います。そこに行きつくために……

「あなたが，選択するときに大切にしていることはなんですか？」

その先に，ある，「個人の」「反応」「能力」。それは，きっとあなたの，「エンジン」であり，「ハンドル」であると思います。

> ＊1　この点については，引用・参考文献[4]に詳しいです。「7つの習慣」『第1の習慣：主体的である（Be Proactive）』」の最初に出てくるresponsibilityに僕は多くを学んでいます。また，ここのところを日本語で「主体性」という言葉で見つめている人たちもいます。

〈引用・参考文献〉
1) メアリー・エレン・コープランド：メンタルヘルスのリカバリーとWRAP®（日本語版ホームページ）．http://www.mentalhealthrecovery.com/jp/copelandcenter.php＊
2) 芹沢一也編著：時代がつくる「狂気」—精神医療と社会．朝日新聞社，2007．
3) パウロ・コエーリョ，山川紘矢，山川亜希子訳：アルケミスト Anniversary Edition．角川書店，2014．
4) スティーヴン・R・コビー，フランクリン・コビー・ジャパン訳：完訳　7つの習慣—人格主義の回復．キングベアー出版，

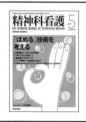

2015年5月号掲載
『WRAPを始める！』
第5回　自分の責任（主体性）
選択する力（リカバリーのキーコンセプト②）

2013.
5) メアリー・エレン・コープランド：メンタルヘルスのリカバリーとWRAP®（英語版ホームページ）. http://www.mentalhealthrecovery.com/
6) DVD『わたしの元気つくり。―メアリーエレン　コープランドとのワークショップ（Creating Wellness）』. オフィス道具箱, 2009. https://www.wrapandrecoverybooks.com/store/

＊ used with permission of Advocates for Human Potential, Inc.

第5章 自分の責任（主体性）—Personal Responsibility

Dialogue 5

自分の責任（主体性）
—Personal Responsibility

増川ねてる×藤田茂治×鎗内希美子
収録日：2016年3月14日

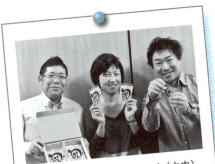

鎗内希美子（ふぁんきー）さん（中央）。

「私」という主語において

増川 ふぁんきー（鎗内さんのWRAPネーム），まずは，このダイアログに参加してくれてどうもありがとう。「責任」に関してのダイアログ。ここはふぁんきーとやりたいって思ったんだ。ふぁんきーの，「選択する力」，それをどう動かしているか，使い方なんか，興味があって。そこから僕が学びたいというのもあって。ふぁんきーは，最初にこの誘いを受けて，どう感じたかな？

鎗内 誘いを受けて2つ返事でOKしたんだけど，ふと冷静になって「私でいいのだろうか？」と思い返したんですね。「……さて，どうしようか」と戸惑ってしまった。でも私はWRAPに触れることで「楽になった」という実感もあるし，「（他の誰でもなくて）自分のためにWRAPを使っているのだ」と思っているので，私自身のWRAP体験であれば伝えられると思い，今日ここに来ました。それにシンプルに言って，私はWRAPが好きですからね。

増川 私は，「WRAPが好きだ」という思いのもと，来てくれたんだね。まさに，ふぁんきーだなぁ。そして，そんなふぁんきーとこの「責任」はダイアログしたかったんだ。よかった，ふぁんきーで。これから，……約2時間だけれども，どうぞ，よろしくね。

鎗内 こちらこそよろしく。あのね，WRAPにおいては（また今回のテーマの「責任」においても）「私」という主語が大切にされていることが，私自身とてもフィットしたの。

増川 WRAPは「私」の「取り扱い説明書」だからね。精神疾患をもっていようがいなかろうが，本来誰でもつくり，使って

いけるものだと僕は思う。

　ふぁんきーの「私自身のWRAP体験であれば伝えられると思い，今日ここに来ました」という言葉は，今回のテーマの責任Personal Responsibilityと深く関連していると思います。自分でこのダイアログに参加するかしないか，主体的に選択し，参加するということを引き受けた……。それこそまさに，《リカバリーのキーコンセプト》でいう責任の意味するところだね。

鎗内　ただPersonalなResponsibilityである以上，「私」という主語は欠かせない。でも，同時に人は他者との関係のなかで生きてもいる。だから，「自分の責任だから何をやってもいい」というわけじゃないのだよね。

増川　Personalとはいえ，Responsibilityです。反応を引き起こすなんらかの他者や外部があるわけで，ここで扱うのは，そこで働く「能力」ということになるよね。

鎗内　基本は人には物事を自分の責任として選択し，現実を創っていく能力があるということなんだろうけど，そこには必ず他者がいるという感覚はもっていなければならないはず。私がなぜそう考えるのかといえば，これもWRAPのキーコンセプトにかかわることだけど，自分が人生の折々で責任を自覚し，世界を広げていくなかで，まわりからの非常に多くのサポートに恵まれていたと実感しているから。

藤田　なるほど，ですね。Personal Responsibility，つまり自分の責任としての選択なのだから，「私は自分の嫌だと思った仕事を自分の選択において，しません」というのでは，何か大切なものを見過ごしているような気がするね。

物事に反応でき，選択できる「能力（Ability）」—責任について

増川　では，ふぁんきーは5つのキーコンセプトのなかに「責任」がないとしたらどう？　希望は感じている，学びにも開かれている，権利擁護もできている，サポートもある……，しかし責任が失われているとしたら？

鎗内　Respons（応答）するということがないんでしょ……，希望も，学ぶことも，権利擁護も，サポートもあったとしても，宙ぶらりんになる感じかな。「私」という感覚が失われるような気がする。私自身WRAPを使って「いい感じ」でいられるのは，自分が応答することができ，そのことによって相手からの応答が得られるからだと思っているから。

増川　なるほどね。僕はさ，ある時期まで物事に対してどのような反応をとり……つまりは応答をして，選択するということ——要するに責任Personal Responsibilityを使うということを，うまく扱うことができていなかったの。結果，物事を，「人や環境のせいにする」ということが生じていた。自分で物事を選択していなかったからね，人のせいにできたのかもしれない。あるいは，人のせいにする余地を残しておきたくて，自分で選択をしないでいた……ともいえる。いまから思えば，失礼な話なんだけれどもね。かかわっている人にも，自分の人生にも。

第5章 自分の責任（主体性）—Personal Responsibility

たとえば「自分は天才詩人だ。自分の作品を世に問えば，文学賞がとれる！」と思っていても，文学賞に応募するなど，現実的行動は起こさない。結果何が起きたかといえば，ファンタジーが膨らんでいくっていうこと（そして，そのファンタジーのなかには当然他者はいない。だからまた，どんどん膨らむ。自分次第でどこまでも）。しかし自分自身のなかで責任という能力を見出すことで，現実の中に人と触れあえるようになったんだよね。これは，大きかったよ。責任 Personal Responsibility という「鍵」はとてもパワフルなものでした。

鎗内 物事に対して反応し選択するってことがなければ，ねてるさんが言った「ファンタジーが膨らむ」ということもあるだろうし，実際問題として後悔すると思うんですよ。振り返れば人生いろいろとあったけど，そこに「後悔」という感覚が私には，ないの。そのときそのときで「自分で物事に反応し選択した」からだと思う。他人事から「自分ごと」へ，とでもいうのか。

増川 「他人事から自分ごとへ」。いいね！　ほんと，ふぁんきーはさ，そこが素晴らしいよね。……僕は物事に反応し選択できなかったときには，現実に巻き込まれているという感じがあった。それがすごく嫌でさ，自分が穢されていく感じで。でも，本当は，そうじゃなかったんだよね。自分の「自分で物事に反応し選択する力」を使っていればさ。でも，それを手放しちゃうと，まわりに翻弄される，飲み込まれるんだよね。

ふぁんきーは，子どものころからそうした主体性を発揮できていたの？

鎗内 どうだろう……。転勤族だったから，ある環境にポンと置かれることが多かったの。子どもなりにその環境になんとか早く馴染もうと，その現実を自分のものとして受け入れていたような気がする……。

藤田 ……僕はその正反対。自分の生まれ育った生育環境では，「みずから選択する」ということは考えることもできなかったの。だからある時期まで「自分で歩いている」という実感はなかった。

増川 「ふわふわ」している感じ？

藤田 そうね。「ふわふわ」しているし，巻き込まれる。自分が人生の主役であるという感覚がつかめないという感覚だよね。でも，いまは「みずから選択」している意識が強くあります。ようやく自分を取り戻せた心地がしている。

増川 一方，ふぁんきーは目の前の現実にきちんと応答できていたのだね。

鎗内 子どものころは無意識だったのだと思うよ。でも振り返ってみれば，人生の節目節目で「自分で物事に反応し選択した」かな。もちろん，目を逸らしたくなるようなしんどい現実もあるよ。それに対しては無理をして向きあうのではなく，しっかりと味わうことを通して，その現実に取り組んできたように思う。それこそ，責任という「鍵」で現実と対峙し扉を開いていく，というようにね。

増川 「鍵」があれば，「いまはそれを使わないときだ」という選択もできるわけだからね。

鎗内 「鍵」で開けてしまうと，それはそれでしんどいときがあるけどね（笑）。

それに責任ということを意識しなくても，私は別な人生を別の仕方で歩んでいるだろうと思うな。ただ，その人生のなかで出会える人はいまの現実とは異なっているだろうし，精神科認定看護師にも，WRAPにも触れていないかもしれない。

増川　表現が少し陳腐になってしまうけど，「責任という『鍵』を使ったほうが，より人生のなかで充実感を得られる」ということになるよね。

鎗内　少なくとも，「自分で選びとった自分の人生である」ということは，自信をもって言えるようになるのだと思うな。

増川　そうすれば，後悔はない，と。

鎗内　はい。

「○○のせい」を超えて

藤田　物事に対してどのような反応をとり，選択する力＝責任について，場所を限定した形で話をしてみたいな。たとえば，病院という組織のなかではどう？　僕やふぁんきーは看護師で，病棟での勤務経験もあるので，看護を例にとるけど，組織で働くなかでは，個人が主体性をもって選択―責任を果たすということができにくい現状があるよね。ふぁんきーの言葉を借りれば「主語」がもちづらい。もしそうであるとすると何が起こるのか？　今回のダイアログでねてるさんが述べてくれたように，「誰かのせいにする」ということが生じるのではないかな。「主治医が……だから」「同僚が……だから」「患者さんの症状が……だから」「病棟のルールが……だから」というようにさ。

鎗内　そこで自分が主体性をもって選択すれば――「私という『主語』をもつことができれば，○○のせいで……」という発想ではなくて，「『私』はこういう看護がしたい」「そのためには何ができるだろう？」という切り替えができるのだと思う。少なくも私自身は，そうした発想で医師や他のスタッフと協働してきたつもりなの。

増川　ふぁんきーはさ，看護師さんたちで自分の「クライシスプラン」をつくって，ナース・ステーションに貼っていたんだよね。「いい感じの私は○○○だけども，×××になることがある。そんなときは，△△△してほしい」って。このエピソードが，「このダイアログをふぁんきーとやりたい！」って僕に思わせた，決定的なものはそれだったんだ。この本の読者には看護師の方が多いと思うけれど，そうした方たちも，これをやってみたらいいと思うんだ。もちろん看護師さんでなくても，チームで働く，プロフェッショナルな職業の人はさ，これ，いいと思うんだけど。

鎗内　いいよね。そして，看護師として患者さんと接するときに，より大事なことは，患者さんたちがもつ「主体性をもって選択する能力（かならずもっているはずです）」を摘んでしまわないことだと思うのね。これは看護師などの医療者が往々にしてやってしまいがちなことだとも思う……。これでは患者さんも「自分には責任という能力がある」ということを知らないままになってしまう。

増川　うん。ちょっと観点をかえてみるんだけれど，医療者と患者さんは鏡映しのようなものでしょ，同じ場所で時間を

第5章　自分の責任（主体性）—Personal Responsibility

過ごすからさ。そんな環境で，医療者がみずからの責任を発揮できないとなれば，患者さんはよりそれができないようになってしまうと思うんだ。それどころか，患者側も「自分の人生がうまくいかないのは医療者のせいだ，飲んでいる薬のせいだ」と「何かのせい」にしてしまう構造ができてしまう。そして，医療者も何かのせいにしてきたんじゃないかと思うのね。患者が悪い，医療システムが悪い。医者が話しを聞いてくれない。あるいは，ヤブだって。そしてさ，そんな精神医療のなかで医療者と患者（当事者）とが，お互い，「そっちのせいだ！」と言いあううちに生じてきたのが「精神疾患は治らない」という，僕にとっては最悪の「伝説」なんだと思うんだ。それなら，双方が傷つかずに済むからね。でもさ，それってひどい思考停止だと思うんだよね。現実を観てないし。だから，その伝説は，やっぱり僕は最悪だと思うの。希望がないじゃん。よくないよ。

鎗内　だから，比喩的に言えば，責任という「鍵」を患者さんに返していくということが今後必要になってくると思う。そのことを知るためにWRAPに触れるということは意味のあることだよね。

増川　患者さんに「鍵」を返す，いいね。

鎗内　要するに管理することから患者さんの主体性を尊重する看護へ，ということ。ただ，これはそう簡単なことではないと思う。「患者さんに『鍵』を返そう」とがんばっても，経験上，時と場合によっては限界があるから。そこには自分の意見が安心して述べられるサポート体制が必要なんだろうね。

藤田　ただ，患者さんがみずからの責任に目覚めて主体性をもつことは，医療者にとってある意味で脅かされる経験でもある。思い出したけど，僕自身，みずからの責任の能力を発揮できなかった時代に，それができている人は脅威だったと記憶している。にわかには近づけない感じがしたな。それと同じで，みずから選びとり主体性をもった患者さんに対して怯えを感じたり，場合によってはうっとうしがってしまったりということもあるかもしれない。あるいはそれを症状だと「観察」してしまって，なんらかの制限がかけられてしまうということもありうるだろうね。特に無意識のうちに管理的視点——極端に言えば気づかないうちに患者さんを「下」に見てしまっている人は特にそうだろうと思う。

鎗内　だから私は，患者さんが自分の責任において発揮された表現には，きちんと真摯に向きあってほしいと思うのね。当然，その下地として，患者さんが表現できる関係性を，普段から私たちがつくっておくことも大事。

藤田　反射的に「面倒だな」と思ってしまっても，きちんと話を聞けばもっともな正論を言ってくれている，ということは臨床においては往々にしてあるからね。そして，WRAPにはキーコンセプトのなかに責任というものがある，ということを知っていれば，対応や考え方は自然と変わってくるだろうね。

増川　誰しもが，自分の人生を，自分で生きていくことができる——つまりリカバリーができる，という共通基盤が患者さん／看護師さんの両者にあれば，お互い

が「相手のせいだ！」と押しつけあわないで，よりよい関係性が生まれていくはずだよ。

やはり他者が存在する

増川 さて，ここまでPersonal Responsibilityという概念を「責任」「応答」「選択」「主体」など，比較的広くとらえてダイアログしてきたけど，一旦，できるだけ言葉の整理をしていければと思う。たとえば，「主体」という言葉。僕の観点では「主体」という言葉もいいと思うけど，それではResponsibilityに含まれる応答（response）／能力（ability）というニュアンスが抜け落ちてしまうような気がする。僕のとらえ方だと，応答（response）する能力（ability）があってはじめて，主体という「物語」が始まる。スティーブン・R・コヴィーの『7つの習慣—人格主義の回復』のなかでも第一の習慣として「主体性」が言及されているけど，それを働かせるのはResponseなんだって。僕には，このコヴィーのがすごくしっくりくる。個人の主体性はもちろん大切なことなのですが，それに先立って応答（response）／能力（ability）を考えること。そうしていくと広い視野で物事を考えられるような気がする。それを踏まえて考えていくと，応答（response）である以上，何かへの応答（response）であるはずだから，Responsibilityには，他者が存在す……そのことが結構重大で……。

これに関連して『U理論—過去や偏見にとらわれず，本当に必要な「変化」を生み出す技術』を翻訳した中土井僚さん（僕にとって，ファシリテーションの師匠の1人で，そしてU理論の先生であり，人生変えたおっきな友人です）から，出版記念のときだったかな……「りょうさん，サインして」ってお願いしたら，次のような言葉をもらったんだ。

〈夢を生きつづける人は他の誰かの夢そのものになる。心に夢と情熱の炎をもちつづけて前進してください〉

僕はこの言葉にとてもResponsibilityを感じるの。それに僚さんから，「ねてる，いつまでも『自分は精神病だ』なんて言うなよ。そんなこと言われたら，こちらが悲しい気持ちになるってわかっているかい？」とも言われたことがあるのね。そして，僕の病気について言うときも，「元患者としての経験をもち，前進し続けているリーダーです」と言うの。

鎗内 いまの言葉のなかにも，他者が想定されているね。

増川 そう。これらの言葉によって自分のなかのResponsibilityが強く刺激された感じがしたな。自分がそれを受け取り，応答していこう，応答し選択できるんだと思えたときに，目の前が拓けたような気持ちになったんだよね。

鎗内 WRAPのキーコンセプト「責任」は，他者や外部からのなんらかの刺激に応答する能力は誰でももっていることを教えてくれる。人がその能力に目覚めて，発揮できているときには，リカバリーに開かれているということなんだろうね。

私自身，冒頭でPersonal Responsibility

第5章 自分の責任（主体性）—Personal Responsibility

には「私」という主語が欠かせないけれど，同時に「私」は他者との関係のなかで生きている，って意味のことを言ったのは，まさにそういうこと。Personal Responsibilityは，「私」が他者からの刺激に応答できるということ……。最後にとてもすっきりできたな。

増川　僕もすっきりしました。ありがとうございました。

藤田　ありがとうございます。私にとっても，とてもいい時間でした。

槍内　うん！　いい時間だったね。話してよかったー。

Dialogue5　自分の責任（主体性）—Personal responsibility　了

\ 私のWRAPです！/

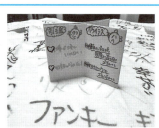

ファシリテーター養成研修の時の仲間は，ある意味私のWRAPです。仲間がいること，それも『共知ろう』の仲間はふぁんきーにとって特別です。この仲間たちの写真は私の携帯に入っています。「ふぁんきーの取り扱い説明書」を私は普段は持ち歩いていないのですが，自分の注意サインがわかっていながら道具箱が使えなかったり，引き金があることはわかっているにもかかわらず，どうしようもない時に確認できるように家のある場所にこの豆本を置いています。この豆本も「共知ろう」のメンバーの手作りのプレゼントです。

槍内希美子
（訪問看護ステーションみのり）

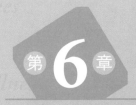

第6章
学ぶこと—Education

第6章 学ぶこと―Education

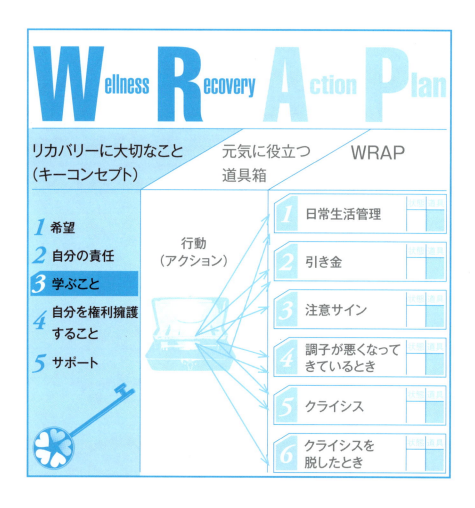

たとえば……こんな使い方
学ぶこと

人は「学ぶこと」ができます。人は、制限によって閉ざされた存在ではなく、学ぶことを通して可能性に開かれる存在です。「学ぶこと」というサイクルを回すことで可能性は常に広がり、人は「次に」進めます。
あなたが、〈学びたいこと〉は、なんですか？

知らなかっただけ

　知らなかっただけ。
　ただ知らなかっただけ，ということって，意外に多い気がします。

　そのため，それらを知ったときには，

　「なーんだ，そうだったのか！」と思ったり，

　「いやいや，そんなことはないはずなんだけど，でも，やっぱりこうで……。うん，こうなんだな」と，すぐにはピンとこないものの，現実がそうだからと自分を納得させたり，

　「これはいい！！　すいすいいく！」と感じたり。

　こんなふうに，いろいろな場面で，「ただ知らなかっただけ」ということって，多いのではないでしょうか。知ってしまえばあたりまえになることでも，知らないときには思いも寄らない世界。そういうものが人生には多いのだと，40歳を過ぎた僕ですが，常々感じます。

　リカバリーのキーコンセプト，3つ目は〈学ぶこと〉。本章でも，メアリー・エレンさんのホームページ[1)2)]から引用をすると，

　「学ぶこと（education）―自分の経験していることについてできる限りのことを学ぶことで，人生のいろいろなことについてよい判断ができるようになります」。

　本章は，この〈学ぶこと〉についてみていきます。

第6章　学ぶこと―Education

最初に思ったこと

　好きだな，と思いました。学ぶこと。
　そして，このキーコンセプトは馴染みやすく，とっつきやすかったのです。

　WRAPを知った当初，5つの〈リカバリーのキーコンセプト〉のなかで，いちばんとっつきやすく感じたのが，この〈学ぶこと〉でした。
　〈希望〉は，「あなたはどんなときに希望を感じますか？」と問われれば，「人とのつながりを感じたとき！」とすぐに答えることができましたが，それまで考えたこともない「問い」であったことに違いなく，新しい観点でした。
　〈自分で責任を持つこと〉は，なかなか見えませんでした。そして，自分のなかの「選択する力」（「刺激→反射的な行動」ではなく，「刺激→応答する力・選択する力」を人はもっていること）を知るまでには，時間がかかりました。
　ですが，〈学ぶこと〉は，とっつきやすく，「学ぶことは大切だよな……」とすぐに腑に落ちる感覚がありました。そして，最初に仲間と行ったWRAPクラスで，僕はこの〈学ぶこと〉を担当させてもらったことを覚えています。

そんなこともあるんだな……

　「あなたは，どんなことをいま，学んでいますか？」

　「あなたは，これまでどんなことを学んできましたか？」

　「あなたがこれから学びたいことはなんですか？」

　「"学ぶ"というほど大げさなものでなくても，いま，興味関心があるも

のはなんでしょうか？」

　こんなふうにして，WRAPクラスでは〈学ぶこと〉について話をはじめることが多いのですが，そうすると……「いまは，英会話を学んでいます」「ダイエット。痩せることを学んでいます！」「人間関係。人付きあい。コミュニケーション」「いま，料理を学んでいます」など，本当にそれぞれ違った回答が返ってきます。そして，そのなかには，『それぞれだな』と思う一方で，『そうそう，それあるな』と，自分もやってみようと思うことも多いです。

　たとえば僕の場合，「英会話」と聞くと『そうそう，それやろう』と思います。また，「ダイエット」と聞けば『今年こそ』と思い，「やっぱりライザップですか？」「いや，そこまでお金をかけなくても，やっぱり食べ物ですよ」とか，「有酸素運動です。腹筋とか筋トレで筋肉をつけるということと，痩せることは基本的に違うことで。筋肉がつくと"痩せやすく"はなるのですが，痩せるということと直接関係はしていなくて，痩せたいと思うなら，やっぱり"有酸素運動"，そして"食事"なんです」といったような会話がはじまります。

　〈学ぶこと〉というキーコンセプトでつながり，そこから会話をはじめるということは，WRAPクラスに参加する人たちが，それぞれ必要な情報にアクセスするうえでとてもよいことだと思います。しかもWRAPクラスでは，お互いに「体験談」をもとに語りあうので，内容はとても「リアル」です。うまくいったこと／いかなかったこと，それぞれ「実体験」ですし，対等な立場で話ができます。そして『それ，自分も参考にしてみよう』と思うことも多いのです。

　また，『えっ，そんなことって本当にあるんだ！』と思う回答も，時折登場します。『詩人になりたい！　そして，自分は天才詩人なんだ！』という想いだけで10代，20代を過ごしてきた僕にとって，「私が学んでいるのは，エスペラント語です。そして，宮沢賢治の『雨にも負けず』をエスペラント語で朗読することができます」という方と出会ったことは衝撃でした。彼はある朗読の大会で賞をもらったと，言っていたように思います。

第6章　学ぶこと―Education

　〈学ぶこと〉というキーワードから世界を見ていくと、本当にいろいろな人や物事に「出会う」ようになりました。そして、〈学ぶこと〉というキーワードでつながる場、自分のことを話したときに起きる、興味をもって話を聞いてくれているという感覚は、「自分の感性や、していること」が他の誰かの役にも立つのだという想いにつながっていきます。

　お互いが、それぞれの経験を持ち寄って、学びあえる。誰の人生も、自分だけで完結するのではなく、他の誰かの役に立つ。

　とても、好きな時間です。

「学びのサイクルを回す」ということ

1）魔法のようなキーコンセプト

　「学びのサイクルを回す」。このように見ていくと、世界は「学びにあふれている」と思えるようになっていく僕がいました。いいことも悪いことも、学びの「契機」。『失敗した』って思ったことも、「学びの機会」だったのだと見ることで、それは「失敗体験」ではなくなっていく。挫折の体験ではなく、大きな試練の時間ととらえ、次に進む糧にしていく。そう考えると、いま自分が経験していることが、未来の自分にとって「意味のあること」になっていく。そんな変化が僕に起きました。

　また、いわゆる「成功体験」も「これも学びの機会なんだ」と思うと、驕ることなくその出来事をとらえることができます。それまでは、浮かれるあまりにまわりが見えなくなり、支えてくれた人や、ともに歩んできた人たちのことを置き去りにするところが、僕にはあったと思います。ですが、〈学ぶこと〉という視点からいろいろなことを見るようになると、次第にまわりが見えるようになっていったのです。

　〈学ぶこと〉は、誰をも対等な存在にし、それでいて人を「可能性に開いていく」。そんな、まるで魔法のようなキーコンセプト、〈学ぶこと〉を僕はそんなふうに思っています。

2) かつての状況

では，キーコンセプトとして〈学ぶこと〉をどう使っているのか。僕は「学びのサイクルを回すんだ！」と自分に言い聞かせることをしています。

もう何年もですが，僕のWRAPには「生活空間」という文字が書き込まれています。それは，いつのころからか，自分が人生のなかでおざなりにしてきたものでした。なぜそうなっていったのか……気がつけば，ストイックな生活こそが「正しい」と思うようになっていたのです。家具を買うお金があるのなら，本を買おうと思い本を買っていましたし，服は破れていなければいいと思っていました（そのくせ，人の目も気になるので，服は基本的にお店の店員さんに『どれがいいですかね。どれが似合いますか？』と聞いて決めてもらっていました）し，食器に至っては必要に迫られない限り，見に出かけることなんてありませんでした。

このように，ストイックな生活をみずからに課していたにもかかわらず，反面「自分の生活は惨めだ」と思い，「がんばっているのに報われない」という思考に陥ってもいました。さらに悪いことに，快適な暮らしをしているように見える人をうらやんでいたのだと思います。そうなると，意固地になって「快適な暮らしよりも，とにかく本を読んで知識を獲得して，それを使って仕事をするんだ。勉強もしないで，快適さを求めた暮らしをしている人は，正しくない。僕はもっと勉強するぞ」と思っていたのです。

しかし，「惨めさ」から外に出たいと思ったのか，『もう，体も，こころも張りつめていて限界だ』と思ったのか，『次に進むには，生活空間が必要だ』と思ったのか，とにかく「生活空間」ということをWRAPに書き込んで意識しようとするようになりました。

3) 起こった変化

「生活空間」を意識するようになると，次第に変化が起こりはじめました。これまでは『本棚を買うお金があるのなら本を買おう。本は本棚になんて揃えていなくたって，大体ある場所がわかればいい』と思っていたのですが，前回の引っ越しのときには本棚を大量に購入，部屋の壁面を本棚にして見やすいように本を並べてみました。さらに，気に入っている

本の背表紙や，何冊かの本は表紙を見えるように置いてみると……，開いていなくともその本の世界を感じることができ，部屋で過ごす時間が違ったものへと変わっていきました。

また洋服も，人からもらったもののなかからサイズが合うものを選んで着るということから，自分の目で見て買うようになりました。すると，服を着るという行為が外に出るための機械的なものから，その日の自分の感覚や気分をもとにした，人に会うための準備へと変わっていったのです。

加えて，『今日はこんな場所に行って，こんな人と，こんな話をして，こんな展開があったらいいなと思うから，この服かな』と考えながら選ぶようにもなりました。砕けた雰囲気や，自分もリラックスしたいなと思ったら，パーカーにジーンズ，スニーカーですし，フォーマルな対応が期待されていると思ったら，ジーンズではなくてキレイ目のパンツにして，上も襟付きシャツに，ジャケット。靴はカチッとしていたほうがいいなら革靴，アクティブな感じをだしたいならスニーカー。それまでは，『見た目ではない，内容があればいい』と思っていたのですが，人とかかわる仕事が多いので，内容だけでなく印象，相手のなかに生じる気持ちをとても大切に思うようになりました。

これらは，とてもゆっくりとしたものですが，「生活空間」を意識するようになってから，変わってきたことだと思います。

4)「学びのサイクルを回す」ことで

また，別の例です。

僕は，変な話，トイレに行くことがとても苦手です。時間がもったいないと思ってしまうのです。特に，朝。時間がないなか，家でトイレに行ってから仕事に出かけるのは，なんだか時間がもったいなく思えて，そのまま家を出ることが多いのです。ですが，そうすると……電車の中でトイレに行きたくなります。

しかし，電車を降りてトイレに行ったら遅刻するという状況……。そんなときは，『学ぶこと，学ぶこと。いまここから僕は何を学べるのか』と自

分に言い聞かせます。そして,前回同じピンチに陥ったときには,どうしたら自分は大丈夫だったのか(僕は座っているよりも立って歩きまわった方がよいようです),乗り換えの駅ではどこにトイレがあったか,降りたらすぐに駅員さんにトイレの場所を確認しよう,どう聞けばていねいかつスピーディーに教えてもらえるか,といったことを考えます。つまり,『学ぶこと,学ぶこと。いまここから僕は何を学べるのか』という問いは,頭と体をフル回転させることにつながっていくのです。

また,たどり着いたトイレがとても混んでいて,なかなか順番が回ってこないこともあります。しかし,そんなときでも『学ぶこと,学ぶこと。いまここから僕は何を学べるのか』と自分に問いかけると,イライラは減り,その時間をプラスに使うことができます。以前だったら,『早く出てよ!』と思い,何度もドアをノックしたかもしれません。ですが,「学びのサイクルを回す」ことによって,いま起きていることを「他人の出来事」から「自分の出来事」として扱うことができるようになり,人を責めるのではなく(この場合,相手にとってはいい迷惑というか,責められてもとばっちりでしょうし),自分の「学びの機会」にすることができるようになっていきました。

その後,乗り換え電車のホームに行くと,ちょうど電車が出たところ。『あの後,走ったら間に合ったんだ』ということも「学び」ました。これも,「学びのサイクルを回す」という眼鏡をかけて見ていたからこそそう思えたのであって,そうでなかったら『走らなかった僕は,少しがんばればできたことを,少し気を抜いたがためにできなかった人間なんだ』と自分を責め,『自分はダメなやつ……』という方向に気持ちが向かっていたと思います。ですが,「学びのサイクルを回す」という視点に立つことによって,この経験も「次は走れば間にあう」という〈道具〉を手に入れた経験として見ることができるようになったのでした。

また,僕は,何かを断るということがとても苦手で,誘われたら少し自分の体調や予定に無理をきかせてでも行く,ということをしてきました。ただ,これも〈学ぶこと〉という観点から見ていくと,「最初はうまくいか

第6章 学ぶこと―Education

ないかもしれない。そして、いままでとは違うことをするわけだから居心地も悪いかもしれない。でも、いまの僕には必要なこと。やってみよう」と思えるようになってきています。そして、こうした経験が他の人のなかでも起きているのならば、相手のペースを尊重していこうと考えるようになってきました。「誰もが学びの過程にいる」、その考えは、他人を思いやり、そして自分のことも尊重する……そんな地平に僕を連れて行ってくれます。

しかし、大きな罠が……あるような気がする……

1）次第に生じてきた疑問

「誰もが学びの過程にいる」。

だから、いいとか悪いとかではない。誰もが、それぞれのペースで、そのときに必要なことを学び、自分の糧にして、自分の人生を生きている……。批判はなんの役にも立たないし、議論は意味がない。WRAPに出会って何年か経ったころ、僕はそんなことを思い、多くの人たちにもそう話すようになっていました。しかし、何かが違うのかも……そう思ったのは、ほんの最近のこと。

冒頭で書いたように、僕は、学びたいこととして「英会話」「ダイエット」を毎年のようにあげているのですが、それらが実現したことはなく、「今年こそは学びます」と宣言しては、段々と年明けの「決まり文句」のようになっていきました。〈学ぶこと〉と言っているのに、実現しないばかりか、それが現実にならないことを「ネタ」のように話している自分。実現しなかったことを人に指摘されても、「今回も学びの過程だから、いまが実現のときではなかったのだと思う。でも、今度こそは……」と言っている自分。

次第に、何か疑問を感じるようになっていきました。

2) 疑問の正体

　次第に感じるようになってきた疑問，それは「誰もが学びの過程にいる」ということに「気づいて満足」，あるいは「気づいているからいいじゃないか」という状態に陥っていた僕自身に向けられたものでした。変わらない生活。過去の課題を抱えた自分のままで，もう何年もいることへの疑問。

　健康診断で何年も「体重を落としてください」と言われていたこと，また周囲の友人にも「太ったね」と言われていたことがきっかけで，スポーツジムを探したのですが，ジムを決めたことに満足して，それからすでに3か月が経とうとしている現実。そうした現状がいまの僕にはあります。

　まわりを見ても，そういう人や物事は，たくさんあるように思います。辺野古の米軍キャンプの問題も，福島の原発の問題も，同じようなところに問題の根っこがあるように感じます。「気づいて終わり」，あるいは「学びの途中だから仕方がない……」。「すべては学びの過程にあるのだ」と言いながら，変わらない現実。変わらない人たち。変わらない僕自身。「学び」の功罪，〈学ぶこと〉が仕かける罠。

　なんとも言えない引っかかりを感じるように，この数年でなりました。

〈学ぶこと（education）〉

1) なぜeducationなのか？

　そんなことを考えながら，ずっと，腑に落ちないことがありました。

　それは，このキーコンセプトが，「学ぶこと＝education」であるということ。なぜ「education」なのか，僕にはさっぱりわかりませんでした。「learning」ならば「学ぶこと」ですっきりするし，あるいは「acquisition＝獲得，習得」のほうが適しているのではないかな，なんて個人的には思っていたりしました。「education」という言葉から僕が感じるのは，なんだか偉そうで，権威的な感じ……。このことが，なんだか腑に落ちなかったのです。

　そこで，本稿を書くにあたって，いまさらながら調べてみました。す

ると，ガーンと頭の芯を殴られたような衝撃。それは，「hope＝希望」と「夢や目標」が違うものだとわかったとき（「希望」を参照）や，「personal responsibility」が「責任をとる／とらない」といった類の意味とは違い，「個人の，刺激に対する『反応選択の力』」のことを言っているのだと理解したとき（「自分の責任（主体性）」を参照）と同じくらいの衝撃でした。

「education＝教育」について僕が知り得たことをまとめていきます。

2) educationの語源

Wikipediaによれば，そもそも英語のeducationは，ラテン語のducere（連れ出す・外に導き出す）という語に由来し，そのため「教育とは，人の持つ諸能力を引き出すこと」を意味するとのこと。

さらに，educationという英語の翻訳語をめぐり，かつて大久保利通，福澤諭吉，森有禮が論争したとのこと。論争のなかで大久保は「教化」が望ましいと主張し，福澤は「発育」が適訳であると言い，森がその間をとって「教育」と訳したのだそうです[3]。

ちなみに，福澤は「教育」という訳語には納得がいかなかったようで，次のような異論を唱えています[4]。

学校は人に物を教うる所にあらず，ただその天資の発達を妨げずしてよくこれを発育するための具なり。教育の文字ははなはだ穏当ならず，よろしくこれを発育と称すべきなり。

3) もともとあるものが，引き出される

もう1つ，朝日新聞のコラム[5]に，潮智史さんという記者の次のような一文を見つけました。

（前略）サッカーの2010年W杯でベスト16に入った，当時の岡田武史監督がこんな話をしたことがあった。

「Education（教育）の語源は，ラテン語で"引き出す"という意味だという。私はずっと，指導を空のコップに入れるものだと，思っていたけど，

違った。中に入ってないと引き出せない。だから選手に気づかせてやればいいんだ。」

この記事を読んで,僕はあらためて『これだったんだ』と感じました。もともとあるものが,引き出されていくこと。それが「education」だったのです。そこには,人は,「その人らしく変化していく,自分らしく生きることができる」という人間洞察というか,人間観があります。そして,そうだとすれば,キーコンセプトの〈学ぶこと〉は,「learning」や「acquisition」ではなく,やはり「education」が相応しいのだと思いました(あらためて『メアリー・エレンさん,すごい言葉のセンス!』とも思います)。

ただ,もしいま僕が「education」を日本語に訳すのなら,「発育」のほうがいいなと思っています。なぜなら,そこには「みずから成長・変化していく」というニュアンスが含まれているように感じられますし,その「変化」は「成長痛」のような痛みを伴うかもしれません。「変化」(よい方に変わる)というセンスが含まれている,そこが重要だと思うからです

かもめのジョナサン

そんなことを考えているなかで思い出されたのが,『かもめのジョナサン』[6]。高校生のころ,THE BLUE HEARTSのマーシーの影響からか,それとも村上龍が訳していた『イリュージョン』という小説と同じ作者の作品だったから読んだのか,理由は忘れてしまいましたが,『かもめのジョナサン』。再読したくなり,開きました。

これは,若かったころの僕に「人が成長する」ってどういうことなのか,自分の人生を生きるってどういうことなのかを教えてくれた小説です。そして『こんなふうに僕も自分を成長させ,自分の人生を生きていくぞ!』という気持ちにさせてくれた物語です。

未読の方のためにストーリーは割愛し,いくつかのフレーズを取り上げてみます。

第6章 学ぶこと―Education

「やがてジョナサンは,カモメの一生があんなに短いのは,退屈と,恐怖と,怒りのせいだということを発見するにいたった。そして,その3つのものが彼の心から消えうせてしまったのち,彼は実に長くて素晴らしい生涯を送ることとなった」

「生活の中で最も重要なことは,自分がやってみたいことを追求し,その完成の域に達することだ」

「わたしたちはここで学んでいることを通じて,次の新しい世界を選び取るのだ。もしここで何も学びとることができなかったなら,次の世界もここと同じことになる。それはつまり,乗り越えなきゃならん限界,はねのけるべき船の重荷が,もとのままに残ってしまうことなんだ」

そして,"スピード"を求めるジョナサンに師匠はこう語りました。

「瞬間移動の秘訣は,まずジョナサン自身が自分のことを,限られた能力しか持たぬ肉体の中にとじこめられている哀れな存在と考えるのをやめることにあった。たかだか1メートルあまりの翼長と,せいぜい航空図に書きこめる程度の飛翔能力しか持たぬカモメの肉体に心をとらわれるな,というのである」

〈希望〉の反対には「八方塞がり」「絶望」があり,〈責任〉の反対に「刺激→反射」「流されること,支配,服従」を対置できるのだとすると,〈学ぶこと〉の反対には何を置くことができるのだろうかと,ずっと考えていました。そして『かもめのジョナサン』を読んで,ハッと思ったのです。〈学ぶこと〉の反対にあるのは,「諦め」ではないかと。

自分への諦め,他人への諦め,この世界への諦め。さまざまな諦めにとらわれたとき,人は〈学ぶこと〉ができなくなるように思います。そして,諦めは「気づいて満足」「気づいているからいいじゃない」といった,変化を生まない自己正当化を目的とした〈学び〉,〈学び〉それ自体を目的とした〈学ぶこと〉を導くように思います。かつて本ばかりを読み,それでいて現実は変わらず惨めだった僕自身が,そうだったのだと思います。

生きている自分よりも，観念につながっていました。生きている自分を諦めていたのだと思います。

〈学ぶこと〉の奥深さ

　もう1つ，先日読んでいた糸井重里さんの本[7]のなかに，こんな文章がありました。

　「人をばかにしちゃいけない」というのは，よく言われることで，これはもう，まったくもってその通りなのです。
　（中略）
　あんがい，ぼくらは「わたし」をばかにしています。
　どうせ，こんなもんだろう，と，高をくくってみていたりするものです。
　（中略）
　おそらく，部屋がちらかるのも，禁煙ができないのも，朝起きられないのも，ダイエットに成功しないのも，じぶんで，「わたし」をなめているからだとも思うんです。
　僕が自分のことを振り返ってみても，なにかがうまくいったときというのは，じぶんのことを「ばかにしなかった」ときでした。
　ずいぶん苦しんだ禁煙にしても，『どうせ，おまえにはできないんだ』とは，思わなかったからできた，と言えます。

　Education，学びのサイクルを回すこと，そして，もう一段階！
　「発育」「成長」「変化」というセンス。そして，その事実。人は，誰もが持って生まれたものを活かして，この社会を，現実を，生きていけるのだということ。持って生まれたものを引き出し，使うこと。
　〈リカバリーのキーコンセプト〉のなかで，もっともとっつきやすく思われたこの〈学ぶこと〉というキーコンセプトは，実はとても奥深いものでした。そして，なかなか英会話，ダイエットの成功に至らない僕にとって，実はとても根深いところで必要な，取り組みがいのある〈鍵〉でした。

第6章 学ぶこと―Education

『次に進むための〈鍵〉は，ここにある！』。本稿を書き進めるなかで，僕自身，そのことを発見しました。わかっていたつもりで，よく知らなかったこのセンス。そして，そこから見える世界に僕が馴染むまでには，もう少し時間がかかると思います。だから，またいつか，書いてみたいと思います。

おわりに

「過酷な人生を生きていくために，人には，それぞれのユニークさが必要なのだ」。

これは，あるクリニックでのWRAPクラスで，参加者の"いしやん"が言った言葉です。人は誰もが自分の人生を生きていける。

〈リカバリーのキーコンセプト〉，3番目は〈学ぶこと（education）〉。

自分の好きなことを思い浮かべてみてください。子どものころ，そして青年期，そして大人になってから……年齢を重ねていって……浮かんでくるものにちょっと身を浸してみて……

そして，「いま，あなたが，学びたいことは，なんですか？」。

〈引用・参考文献〉

1) メアリー・エレン・コープランド：メンタルヘルスのリカバリーとWRAP（日本語版ホームページ）．http://www.mentalhealthrecovery.com/jp/copelandcenter.php*
2) メアリー・エレン・コープランド：メンタルヘルスのリカバリーとWRAP（英語版ホームページ）．http://www.mentalhealthrecovery.com/*
3) 小林敏宏，音在謙介：「英語教育」という思想―「英学」パラダイム転換期の国民的言語文化の形成．人文・自然・人間科学研究．21, p.23-51, 2009.
4) 福沢諭吉：文明教育論．青空文庫，http://www.aozora.gr.jp/cards/000296/files/50553_37053.html

5）潮智史：社説余滴「スポーツと相いれないもの」．朝日新聞，2013年2月28日朝刊．
6）リチャード・バック，五木寛之訳：かもめのジョナサン 完成版．新潮社，2014．
7）糸井重里：ボールのようなことば。東京糸井重里事務所，2012．

＊used with permission of Advocates for Human Potential, Inc.

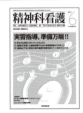

2015年6月号掲載
『WRAPを始める！』
第6回 学ぶこと
成長していく可能性（リカバリーのキーコンセプト③）

第6章 学ぶこと―Education

Dialogue 6

学ぶこと
―Education

増川ねてる×藤田茂治×菊池ゆかり
収録日：2016年1月27日

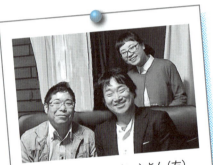

菊池ゆかり（きくっちー）さん（右）。

「みずから成長・変化していく」

増川　きくっちー。こんにちは！
菊池　こんにちは。
増川　いよいよきたね。始まったね！
菊池　はい（笑）
増川　なんか緊張するね。
菊池　（笑）
増川　でも、ま、時間だからね、始めようか。まずは、これはみんなに聞いているんだけどさ……「学ぶこと」「きくっちー、『学ぶこと』」についてダイアログをしましょう」と誘われたときに、どんなこと思った？　まずは、そのときの気持ちを聞きたいんだけれども……。

菊池　最初は「え？　どうして『学ぶこと』が私なの？」と思ったの。むしろ、ねてるさんが私と「『学ぶこと』を話したい」と感じている理由が知りたいかな。私とねてるさんで「学ぶこと」に関する共通のエピソードがあるのか、あるいは私は知らないけれど、ねてるさんの知っているエピソードがあるのか……。

増川　ああ、そんな感じだったんだ。僕のほうとしては、今回の「『学ぶこと』はきくっちー」というのはね、ちょっと面白い決定の仕方でさ。まずあったのは、「きくっちーとダイアログしよう！」というのだったの。ほかのダイアログは、テーマありきだったり、人とテーマ、テーマと人が結びついていたりしてだったんだけれども、きくっちーの場合は、人から決まっていってね。で、「きくっちー、きくっちー……」ってきくっちーのことを考えていったら、「あ！　これはもう『学ぶこと』だ！」って、ダイアログのテーマがまさに「やってきた」って感じだったんだ。これは、な

んか不思議な感覚だったよ。

　菊池　そうなんだ。なんでだろう……。
　でも，私，キーコンセプトのなかでも，この「学ぶこと」は好き，というか，物事を考えるということは常日頃からしている感覚があるのね。ただ，いままでは「足りない自分を補うための学び」として「学ぶこと」をとらえるほうが多かったんだけど，精神科認定看護師の研修で出会った仲間たちや，病院の外で知りあった人たちとの交流によって，自分に視野の拡大や視点の転換が起こった。そこにWRAPの体験が重なることで，「学び」が「補い」から「いまあるものを活かす」という観点に変わっていったんだよね。

　増川　なるほどね。この企画の初めから「きくっちーとダイアログをするんだったら『学ぶこと』だよ」という確信があったけど，いまの話を聞いていて，どうして僕がきくっちーと「学ぶこと」をダイアログしたいのかが見えた感じ。
　「学ぶこと」を通した人とのつながりによって「視野の拡大」「視点の転換」がきくっちーのなかに起きていて，「学び」が「補い」から「いまあるものを活かす」へと変わった。僕はそのきくっちーのあり方が，「学ぶこと」の世界観と合致するように感じたんだね。感じていたっていうかさ。つまり，「学ぶこと」には，成長や発展，もっといえば，福沢諭吉がEducationという英語を〈発育〉と訳すことを提案したことからもわかるように，「みずから成長・変化していく」というニュアンスがあるんだよね。そして，それをきくっちーから，とても感じるんだね。

　菊池　なんというか，「学ぶこと」には「世界が広がる」という感覚があるんだよね。

進むこと，発展すること

　藤田　えっと，そうしたら次に，僕がキーコンセプトとしての「学ぶこと」に触れたときの感覚なんだけど……。

　増川・菊池　はい。

　藤田　「希望」「責任」「権利擁護」「サポート」に比べて，もっともイメージしやすかった。なぜなら日常的な言葉だから。しかしだからこそ，あまりその言葉が自分自身にあまりひっかからなかったのね。すっと自分の前を通り過ぎていってしまったという印象があるんだ。

　増川　ああ。その感覚もおもしろいね。コモンくんは「学ぶこと」は「すっと流れていく」という感じだったんだね。きくっちーとの対比が面白いね！　それぞれだなぁ。ちなみに僕は，最初に希望を感じたのは，ここだったよ。「学ぶこと」が入っていることに希望を感じたの。最初のクラスでも，僕はここを担当させてもらった。「やらせて」と言って。

　藤田　そうなんだね。僕の場合は，キーコンセプトのなかでもっとも『『学び』といったらこういうことだよね」と言葉にできるのだけど，それが機能しているかといえば，あまり腑に落ちなかったんだよね。

　菊池　それもそれでいいのではないか，という感覚が私にはあるんだ。WRAPクラスのなかで，ある参加者が大事にしている学びに触れて，そういう考えもあるんだ

なぁと学びになったし。ええと……, 何だっけ……, そうそう, ゲシュタルトの祈り。

　私は私のために, あなたはあなたのために生きている
　私はあなたの期待に添うためにこの世界にいるのではなく
　あなたも私の期待に添うためにこの世界にいるのではない
　私は私, あなたはあなた
　もし私たちが偶然にも出会うならそれは素晴しいこと
　もしそうでないのであればそれもまたよし
　（ゲシュタルトの祈り：フレデリック・パールズ）

　私にとってそれまで知らなかった学びを得られたのはWRAPクラスであったり, グループの力だと思うけど,「ゲシュタルトの祈り」にもあるように, 偶然に出会うなら素晴らしいけれど, そうでないならそれもまたいい……。

藤田　そう言ってもらえると……。ただ, 利用者さんと学ぶことについて話するなかで,「ああそうか！」と腑に落ちるようになってはきているんだ。

増川　その感覚がいい。世界が広がるね。僕の体験から言うとさ, WRAPをつくりはじめたときに, キーコンセプトのなかに「学ぶこと」があるのが, 救いだったんだよね。「もう自分は学べなかったり, 成長できないんだ」と思いこんでいたときにさ,「学ぶこと」って, きたからさ。「『学ぶこと』がリカバリーにつながる！」と知っ

た, そのときはさ, 強く希望を感じたよ。何と言うのかな, 漫画の『ワンピース』で言えば,「ギアセカンド」とか,「ギアサード」……「ギアフォース」みたいな。それが, できるんだ！！　って感じがいまあるんだよね。このキーコンセプトには。

ここでも言葉の問題

藤田　なるほど。そんな感じなんだね。そうすると, ここでも「言葉の問題」があるような気がするね。今回の一連のダイアログでは言葉をどう受け取るか, という問題が, 結構出てきているけれども, ここでもそれを感じる。「学ぶこと」もそうだろうね。WRAPでの,「Education」は一般的には「学び」だったり「教育」と訳されることが多いと思うけど……。

菊池　そうすると, どうしても「教育＝学ぶこと」という日本語だと, 学校「教育」みたいに「上の人から教えられる」というニュアンスがあるよね。

増川　僕は以前, ちょっとだけ「日本語教師」をしていたことがあって, 資格ももってるんです！　で, 僕が「外国語教育」を学んでいたころは, 学習＝learningって概念があって, でも学習した外国語はなかなか使えないというのがあって, それで「獲得acquisition」という概念があってね, 日本語教育を行う者はそれをサポートするのが仕事……。つまり, 使用できる言語を学習者が獲得できるようにしていくのだと, そんな教育を受けたんだよね。そして,「teaching」から,「facilitation」へ, って教育を受けたのね。そういうのがあ

ったから，なぜここが，「獲得acquisition」でないのか？　と最初は思ったの。あと，「learning journey」って手法があってさ，それもいいんだよね。だから，「learning」でもよいと思って，でも，メアリー・エレンさんは，「education」って。最初は「なんだー」って思ったよ，でも，いまは，とってもしっくりきている。「education＝発育」って！　ここには，みずから……そのものの内側から発していって，そして育まれていくって感じがある！　しかも，自分勝手にではなく，他者もいる！　リカバリーのキーコンセプトとして，すごく，わかる。

菊池　そう！　そう！　ここは，「教育」というより，もっと相互的な……。ソクラテスや吉田松陰が実践した「問答」というニュアンスが近いのかもしれないな。そこには「教える」「学ぶ」という上下の関係性は弱い。学ぶ人の主体性が担保されている。少し話題が逸れるかもしれないけど，看護においてもこうした考え方は大切だと思う。患者―看護師の関係はどうしても「指導する人・サポートする人」「指導を受ける人・サポート受ける人」という「上下的」なものになりがち。でもそれって，患者さんの主体性・自発性を奪うことにもなりかねないよね。

増川　WRAPファシリテーターの役割にも関連するところだね。WRAPファシリテーターは「教え，導く人」ではあり得ないからね。リカバリーが起きているときには，その人のなかで「学ぶことEducation」の状態が起きているって感じ。そして，僕たちはその状況というか，「場」を創る……というか，「整えていく」のが仕事でさ。そ

もそもが自分でつかんだものではなければ「使用」できるものにならない。そう思うのは，僕が「外国語教授法」の影響を受けているからかとも思うんだけれども。でも，自分の体験からも，やっぱりそうで。そして，人が自分の体験を語り，そしてまわりもそこに耳をすませ……ということからまわりの人にも学びが生じる，そんなのがWRAPクラスだよね。

菊池　そうね。クラスには，そうした相互作用・分かちあいによって自分の「WRAP」を学び，自分のWRAPをつくっていく……，そして自分の体験を語ることでまた誰かが触発されて，自分のWRAPをつくっていって……そういう循環がある……。だからWRAPはクラスでつくるだけではなくて，日常生活のなかで使い，磨いていくことが大事なんだよね。

藤田　そうした循環……，僕の感覚で言えば，「学んで，実際に動いてみる」ことによって，ようやく「学ぶこと」の意味が理解できるようになったんだよね。WRAPの最後の2文字はAction Plan。少なくとも僕にとっては，Actionが「学び」にとって重要だったんです。

増川・菊池　なるほど！！

菊池　冒頭に自分が言ったつながりであったり「視野の拡大」「視点の転換」も，Actionがなければ起こらなかったと思うな。自分がいままで触れたことのないものに向かって，勇気を出してActionしてみる……，そのことの学びが自分の行動パターンや思考の枠組みを変えることがある……，これが私にとっての「学びのサイクル」のスタイル。

第6章　学ぶこと―Education

増川　僕が書いたような「学びのサイクル」のスタイルもあれば (p.156)、きくっちーがいま言ってくれたようなスタイルもあるということだね。

もし「学ぶこと」がなかったら……

増川　ここで、きくっちーとコモンくんに問いかけたいのは、「5つのキーコンセプト」のなかで「学ぶこと」がないとしたら、それはどのような世界なのだろう……というもの。希望は感じている、責任をもつということもできている、権利擁護もできている、サポートシステムもある、しかし学ぶことだけがないという世界……。この問いはつまり「なぜキーコンセプトは5つなのか？」という問いでもあるんだけど。

菊池　……私は……、傍若無人になりそうな気がする。社会のなかで生きていけなさそう。

藤田　学びがなければ、いわゆる「自己中」な人間になってしまいそうだね。

増川　傍若無人になる、社会では生きられなくなる、「自己中」になる、かぁ……。

菊池　でもさ、「学ぶこと」ができないのに、自分の体験を伝えることはできるのかな……。

増川　そういうのって、できるし、あると思う。これはもう、自分を振り返ってみても、そう。希望を感じていて、自分で選択することも、権利擁護することもしていて、サポートに手を伸ばすこともしている。でも、学ぶことをしていない……。そういう人っているでしょう？（自戒も込めて）。

藤田　ありうるだろうね。ただ、そこに成長はないと思うな。いつも同じ位置にいて、継続がないからさ。……希望を感じているから輝いていて、責任を知っているから力強くて、人を惹きつけ、まわりに仲間もいる……でもずっと停滞している……。

増川　うん。

菊池　種は植えたけれど、根が張らない、というイメージ？

藤田　なんとか芽は出るけれど、弱弱しくて、パタンと倒れてしまう感じ。

増川　そこに「学ぶこと」というセンスが加わると……。

藤田　先ほどのActionが出てくるね。動きが出てきて、循環や継続が生まれる。どう言ったらいいんだろう？　社会とつながるようになるとでも言うのかな。

菊池　自分の内部と外部がつながりをもつ、要するに社会とつながりをもつことができるようになる気がするよね。

増川　おもしろいなぁ。だから、「Education」、大久保利通は「教化」って訳したかったんだろうね。Education＝「発育」＋「教化」＝「教育」だからね（笑）。そしてさ、ほんと、リカバリーのキーコンセプトは、「希望」「責任」「学ぶこと」「権利擁護」「サポート」なんだって、つくづく思うよね。5つとも大事なんだ、と。そうしたらさ、キーコンセプトの「学ぶこと」という鍵で一体何が「開く」のか……。もう少しみんなで観ていきたんだけれども。「学ぶこと」の反対はなんだと思う？　たとえば、僕にとって「希望」の反対は「絶

望」や不安，「責任」の反対は「無責任」……「飲み込まれたり，それは他者にかもしれないし，自分自身にかもしれないんだけれども，飲み込まれたり，巻き込まれたりしている」こと，「権利擁護」の反対は，「押し黙らされていること」で，「サポート」の反対は，「奪いあい」とか「争いあい」。そして「学ぶこと」の反対は，諦め……，だと思うの。

　そして，かつて僕は諦めの世界の中にいたんだよ。でもWRAPに出会って，「学ぶこと」というキーコンセプトに触れてね，救われたんだよね。「そっか，リカバリーしていた人たちは，『学ぶこと』をしていたんだ」って。逆にいうと，「学ぶこと」で，道は拓けて，僕は進んでいけるんだって。そして，人は「学ぶこと」ができるんだ！って。「学ぶこと」という鍵は，僕を諦めから解き放ってくれた。

　菊池　私の場合は「学ぶこと」の反対は……，停滞・停止，八方ふさがり，かな。

　増川　そこに「学ぶこと」という鍵は差されることで……。

　菊池　道が開けそう！　それこそ，つながりであったり，「視野の拡大」「視点の転換」が起きるだろうな。

　藤田　僕は……，「学ぶこと」の反対は，くり返しだな。くり返しというところに「学ぶこと」という鍵が差しこまれることによって，動きActionが出てくる。

つらい体験をしないといけない

　増川　では少し視点を変えて，どのようなときにいま話しているような「鍵」って，差されるのだろうね？

　藤田　キーコンセプト「希望」に関するダイアログで，安保さんは「自分のまわりが光に溢れているときには，見いだしづらいもの。だから薄暗いなかで小さな光が見えたときに人は『あ，これだ！』と気づくことができるのではないか」と言ってくれたけど，「鍵」が差されるときにも，ある程度の「闇」と向きあう必要があると思うな。

　菊池　私のイメージでは暗い森の中をさまよっていて，お腹も空いてどうしようもないときに，ぽつんと灯りのともる小屋を見つけるような感覚。藤田さんと同じようなイメージ。

　藤田　うん。あえていえば，その人にとって「しんどい」体験と向きあうことで「鍵」は入りやすくなるのではないかな？　もちろん，必ずしもつらい体験をしないといけない，というわけではないけどね。しかし生きていれば，「うまくいかないな」「なんだかしっくりといかないな」というモヤモヤする体験はあるはずで，少なくとも僕にとって「鍵の差さった」のはそうした体験を経たからだという実感があるんだ。

　その点，看護師は自分の内面を棚上げして患者へのかかわりを優先することに慣れているので，自己と向きあうことに長けているとは言い難い面があるんじゃないか。

　菊池　たしかに「看護師はこうあるべき」ということを，基礎教育のときから教え込まれていた印象がある。だから看護師としての役割を果たそうと努めるあま

第6章 学ぶこと─Education

り，看護の仕事をするなかで，本来であれば深く傷つくような出来事にあっても，「看護師だから」と我慢してしまって，自分を労わることができなくなってしまうこともあるんだろう思う。そうすると藤田さんが言ったように，「自己と向きあう」習慣がもてなくなり，気負い，キーコンセプトにも意識を向けるのが難しくなってしまうのかもしれない。

増川　なるほどね，そういうことが起きているんだ。あのさ，なんというか，「つらい体験」についてなんだけれども……。「つらい体験をしないといけないってない」って，僕は思っていて，つらい体験をしているという思いはさ，その思いを楯に，加害へと転換してしまうことがありうると思っていて。なんていうの……「自分はほんと苦労しているのに，どうしてあの人はわかってくれないの！」っていうのって，よくあることだと思うんだ。でも，それも違うって思うの。だからつらい体験はないに越したことない，そんなふうに思っちゃうんだよね。それって，学びというサイクルがまわっていない状態なのだろうけれども，それって，そのままでは他者性・社会性が欠如しているっていうか，そして，他罰的で傲慢な人間だって思うんだ。「被害者も加害者も出さない社会」がやっぱりいいなと思うわけで……。いずれにしても「学ぶこと」がない状態というのは，結構悲惨なものになると思うんだ。

自分を知り，他者とつながっていく

藤田　「学ぶこと」という日本語が日常的に使われている「言葉」であるために，実際，僕がそうだったようにどこかひっかかりのないものとしてとらえられてしまう。でも，キーコンセプトにおける「学ぶこと」は，とても奥深いものだなぁって思いました。そのため，このセッションでは，「学ぶこと」について，少しイメージに偏った語り方になったかなと思うんだけれども，でも，「学ぶことEducation」のエッセンスが伝わったらいいなぁと思うんだけれど，どうだろう？

増川　うん。僕としてはさ，読者の人には「学ぶこと」という言葉を知ってほしいわけでも，その言葉を議論してほしいわけでもなくて，そこに含まれるエッセンスに触れてもらいたいと思っていたよ。言葉はラベルだと思うの。なので，そこに焦点を当ててもあまり意味がないなと思っていて，それを通して触れることのできるエッセンスが大事だと思うの。それは，本来は言葉では言えないものかもしれないんだけれども……。言葉があるから，ダイアログができるっていうか。「ダイアログ＝Throuth Rogos＝ロゴスが通る」なわけだから，ダイアログをしていくために，言葉を使う……。まぁ，宿命っていうか，ホモサピエンスのね（笑）。ロゴスを交流させるための「言葉」。

WRAPに関していえば，「言葉」はあくまでWRAPそのものに至るための媒介だと思う。そしてWRAPは自分でつくり，使

Dialogue 6（収録日：2016年1月27日）

っていく「自分のトリセツ」。もう、これ（自分のWRAPを手に持ちながら）のこと。以上、って思います。

藤田 そうだね。その点は外したくないと思います。WRAPは、「自分でつくる」自分の取り扱い説明書ですもんね。そして、言葉の問題は出てくるけれども、言葉は、WRAPに行きつくための媒介。

増川 そう媒介。そして、言葉があるからダイアログが進んでいく……。で、今回のダイアログで、僕が「なるほどなー」って思ったのは、きくっちー、コモンくんから出てきた「学ぶことEducation」のエッセンス。すごい新鮮だったし、発見でした。

「学ぶこと」がないとしたなら……、「傍若無人」になり、「停滞」していく……。

菊池 そこから、ふっと自由になれたときが、私にとってのリカバリーの感覚だな。

増川 人にとって「学ぶこと」から受ける感覚はさまざまだと思うけど、総じて「学ぶこと」ことは、自己に埋没することなく、社会とつながり、他者ともつながっていく感覚であるということをあらためて今回、まさに「学ぶ」ことができた。これが、まさにきくっちーとここをダイアログしたかった、僕の理由。きくっちーがいると、場が新鮮になって、何かの発見が起きる！これがきくっちーのスペースだよね。

藤田 僕も、ほんと発見の時間だった。ありがとうございました。

菊池 期待に応えられたなら、よかったです。でも、私は、もっと話したかったな。

増川 そうだね。時間、短いね。また話そう。

藤田 また、やりましょう！　ま、でも、今回は、そろそろ時間なので、ひとまずはここまで。帰んなきゃなんないし（笑）。

菊池 はい。また次回！　ありがとうございました！

全員 ありがとうございました！

Dialogue6　学ぶこと―Education 了

\ 私のWRAPです！ /

私のWRAPは、スマートフォンのメモに入っています。スマートフォンだと常に携帯しているので、いつでも見ることができて、いつでも追加修正ができます。写真も私の道具です。壊れたり買い替えを考えると、データ管理が今後の課題ですね（笑）。スケッチブックは、考えを深めるときに書き出したり、仲間とお外でWRAPをする時に重宝しています♪

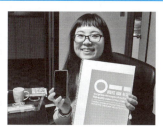

菊池ゆかり
（訪問看護ステーションりすたーと）

WRAPと私 column 3

どのような人にも役立つセルフヘルプシステム

矢山 壮（京都学園大学健康医療学部看護学科）

「先生，WRAP知らんの？」
　私とWRAPの出会いは本書の編著者の1人である藤田茂治さんからの一言がきっかけでした。
　大学教員として5年目になり，研究と教育についてようやく理解しはじめ，幅広く精神看護について勉強したいという思いがあったため，認知行動療法などいろいろと勉強しはじめているときでした。それにもかかわらず，私はWRAPが何かわかりませんでした。そのため，藤田さんが「先生，これからはWRAPやで！　今度WRAP体験クラスするからおいでよ」と誘ってくれました。藤田さんは私と同じ精神看護に対する想いをもっており，その想いを共有できる方でしたので，すぐに参加を決めました。
　初めて参加したのはとある学会でのWRAP体験クラスでした。短い時間ではありましたが参加者1人1人が大切にされている感じがして，私がそれまで参加したことのあった学会では経験したことのない心地よい時間でした。しかし，WRAPの概要を理解することはできたのですが，いまひとつどのように看護に役立つのか，またどう自分に役立つのかがわかりませんでした。

◆

　体験クラス終了後，藤田さんから「今度はうちで集中クラスをやるから，来るよね？」と誘われました。私はWRAPがどのように看護や自分に役立つのか知りたい一心で参加を決めました。その後，「WRAPファシリテーター養成研修もするからもちろん来てね！」と言われ，とんとん拍子でWRAPを堪能するための日取りが決定

しました。

　WRAPクラスを体験し，自分のWRAPをつくり，WRAPファシリテーター養成研修も受講しました。いずれも自分を見つめる貴重な時間でした。いままでの人生で自分を見つめることをしたことがありませんでしたので，とても頭を使いました。頭を使ったおかげで，自分のことがとてもよくわかりましたし，何より，自分の成育過程を振り返ることでいろいろと心の奥底で思っていたモヤモヤが「スッ」と晴れていきました。

　これまでは自分の人生の大事な選択（受験や就職など）に対して，後悔したり，人のせいにしたり，「本当にこれでよかったのか」と悩むことがありました。しかし，WRAPと出会うことで，自分の選んだ道であると自分の選択を許せるようになりました。また，どのようなストレッサーに対しても自分をうまくコントロールできるようになりました。たとえば，「今日は論文を書くぞ！」と決めていたにもかかわらず，突然急ぎの仕事を頼まれたりしたときが私の「引き金」です。なぜなら，論文を書くには集中力を要し，まとまった時間が必要であるため，私はある程度仕事を片づけてから，論文を書くようにしているからです。WRAPと出会うまではそのようなことが起きるとイライラしたり，時には論文を書くことから逃げたりもしていました。しかし，WRAPと出会ってからは「これは引き金だから，今晩は牛肉を食べないといけない（牛肉を食べることが私の「引き金」に対応するプランの1つ）」と考えることで，乗り越えることができるようになりました。

　その甲斐あってか，さまざまなことにも挑戦できるようになりました。また，私のWRAPは妻とも共有しています。妻に「日常生活管理プラン」などを知ってもらうことが夫婦円満の秘訣だと思っています。たとえば「今日は引き金があったから，夕食は牛肉が食べたい」と妻にお願いしやすくもなります（笑）。

◆

　その後，WRAPの魅力を，精神疾患を抱えている人のみならず，日常生活のなかで悩みや困難を抱えている人たちに対しても発信したいと思うようになりました。私は看護学科の教員ですので，まずはいちばん身近な看護学生に向けて発信したいと思っています。実習前には演習でWRAPクラスも体験してもらう予定です。学生自身にもWRAPを体験してもらい，魅力をわかってもらったうえで実習に臨み，自分のWRAPをもって受け持ち患者さんとかかわってもらうことが目標です。急性期病棟などを担当する学生には難しいかもしれませんし，実際にうまくいかないかもしれません。しかし，私のいままでの実習指導の経験のなかで，看護学生が自分でもできないようなことを患者さんに毎日行ってもらおうと看護計画を立てること（た

とえば，患者さんの部屋をきれいに保ってもらうために，毎日部屋の整理整頓をするなど）は少なくなることを私は期待しています。しかし，学生に強制的にWRAPをつくらせることや，学生にWRAPを使った実習を強要させること，受け持ち患者さんにWRAPを勧めるようなことは一切言うつもりはありません。それはWRAPではありません。学生がよいと感じたら1つのツールとして考えてもらいたいだけです。

　また，看護学生は多忙を極めます。特に実習中は多くの実習記録を書かなくてはならず，睡眠時間が極端に短くなり，睡眠不足から貧血となり，実習中に倒れてしまう学生も少なくありません。また，ストレスに耐えられず，学校を途中で辞めてしまう学生や，講義の多さや難しさについていくことができず，休学してしまう学生もいます。このような多忙な看護学生にもWRAPを知ってほしいのです。たとえば，「テスト前日や実習開始前日に不安なとき」のWRAPや，「課題や実習記録に追われているとき」のWRAPなどがあると，看護学生はそれらの課題を乗り越えられるかもしれません。看護学生は学生生活のなかで何度もテストや実習を経験するため，活用しやすいのではないかと感じています。自分で自分をコントロールし，「自分らしさとは何か」を考えながら，どのような困難にも乗り越えてほしいのです。そして，自分にも，患者さんにも，暖かい看護師をめざしてほしいです。

◆

　WRAPに出会って丸2年。WRAPはかなり自分の生活に馴染んでおり，いまなお魅了されています。WRAPは精神疾患を抱える方だけではなく，どのような人にも役立つセルフヘルプシステムだと思います。まずはみずから体験し，魅了され，そしてWRAPの理念を取り入れた看護を展開していければ，明るい未来が待っていると信じています。

自分を権利擁護すること
—Self-Advocacy

第7章　自分を権利擁護すること―Self-Advocacy

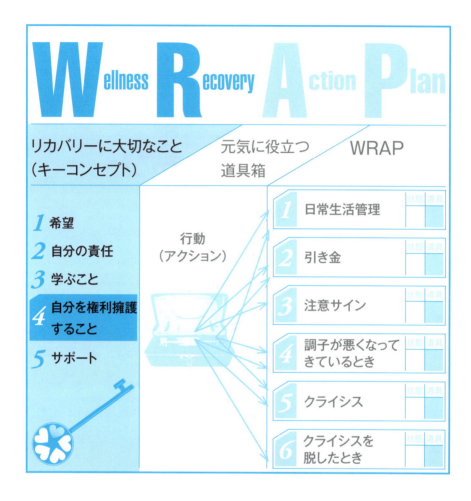

たとえば……こんな使い方
自分を権利擁護すること

誰しもが，それぞれの「大切なもの」「必要なこと」をもっています。自分で，自分の「声」を出していく。それは勇気の必要なことかもしれませんが，人は自分で「自分の大切」を大切にすることができます。
あなたは，自分の〈大切なこと〉をどう伝えていますか？

言ってもよかったんだ

「……言ってもよかったんだ」

そんなふうに思ったことが，振り返ってみると人生のなかで何度もありました。

「えっ…，これはこういうことだったんじゃなかったの？　本当は○○だったらよかったのに……ってずっと思っていたのだけれど，『それはダメ』だとずっと思っていた……」

いろいろなことを知ったつもりでいたのに，こんなふうにびっくりすることが，時折起きます。

また，思い切って，「実は○○なので，××してほしいのだけれども……」と言ったところ，「実は私もそうでした。言ってくれてありがとう」という展開になることも。

「それはダメだ」と思っていた。「どうせ無理だ」と思っていた。「ほんとに，ほんとに，ほしかったのに」。でも，自分の胸の裡にとどめて，声に出すことはしていなかった。
「それが自分には必要で，それがあれば大丈夫だってわかっていること」なのだけれど，なかなか他人はわかってくれず，もう言っても無駄だと思うようになっていた……。そういうことは，誰にもあると思います。

リカバリーのキーコンセプト，4つ目は〈自分をアドボケート（権利擁護）すること〉。本章でも，メアリー・エレンさんのホームページから引用すると，

「自分をアドボケート（権利擁護）すること－効果的な働きかけをするこ

第7章 自分を権利擁護すること—Self-Advocacy

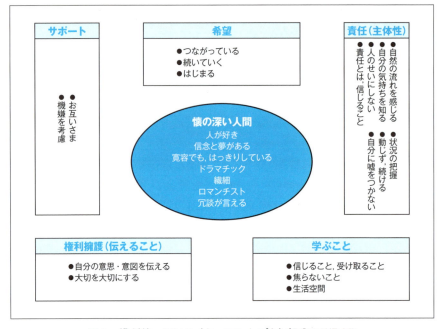

図1　僕が使っている〈キーコンセプト〉部分のWRAP

とによって，元気とリカバリーを支えるために必要なこと，望むこと，望んで当然のことを手に入れることができます」[1]。

本章は，この〈自分をアドボケート（権利擁護）すること〉についてみていきます (図1)。

そんなことって起きるんだ……

1)〈リカバリーに大切なこと〉というのがあってね

2006年の冬，いや，年が明けた2007年の春だったか。夜の時間帯。町の消防署の上にある，『男女共同参画センター』の会議室。

WRAPに出会ったばかりの僕たちは，友人数人で集まって，勉強会を定期的行っていました。仕事をしている人，していない人。男の人，女

の人。医療や福祉の専門職の人,僕のように福祉の施設に通っている人。いまから思えば,いろいろな属性の人がいました。

　医療や精神保健福祉関連の場所ではなく,「市民」として使えるところで,WRAPをやりたい。利用者／支援者としてではなく,それぞれが「一市民」としていられる場所で。みんなで合わせられる時間帯で。

　その日,みんなで集まっていると……ある人から,「今日は,この話がしたいんだけれどもいいかな？」という発言がありました。

「WRAPにね,〈リカバリーに大切なこと〉というのがあってね……」

　その人の話を興味津々で聞いていた覚えがあります。とても,とてもわくわくしました。僕は知らないことを知ることがとても好きなのですが,その夜は,本当にわくわくしました。『これからみんなでWRAPを勉強していくんだ』と,胸を高鳴らせていたそのときに,また新しい情報が入ってきた！　5つの大切な考え方！　それは,①希望,②自分の責任,③学ぶこと,④権利擁護,⑤サポート。

　へぇー,と思いました。WRAPは,みずからの体験にもとづいて当事者が開発したものであることは知っていたので,自分と同じような境遇に置かれた人たちがリカバリーしたときに何が起きていたのか。薬物中毒があるために薬は使えなかった僕は,当事者がリカバリーしていくなかで,「実際に」は何が起きていて,なぜリカバリーできたのかを知りたい,と思っていたのでした。

2) いつもの眠気によって……

　そして,その日の勉強会は進み……。みんなで『〈リカバリーに大切なこと〉ってどういうことなのだろう』と話しあっていました。

　話しあっていたのですが,そうするといつものように……僕は強烈な「眠気」に襲われました。頭はボーっとし,意識は散漫になり,頭の中をグルグルと掻き回されるよう（コップの中に水が,その底には土が入れられていて,そのコップの中身をグルグルグルと掻き回される感じがします）。意

第7章 自分を権利擁護すること—Self-Advocacy

識が拡散している感じなので，ちょっとのことでイライラしたり，あるいは細かいことが気になったり……。自分をうまく動かすことができない感じ……。これは15歳くらいから，ずっと続いている症状なのですが，いつまで経っても毎日やってきて，いまだに慣れません。

そこで僕は，「外で，少し仮眠をとってくるね」とまわりの仲間に伝え，部屋を出ました。みんなは，僕には仮眠をとることが必要なことなのだとわかっていたので，ごく普通な感じで「うん，どうぞ」と。僕は靴を脱ぎ，部屋の外の廊下にあるソファーに横になりました。

そして，しばらく経ったころ……

「あの，ここで寝られると困るんですが……」という男性の声で起こされました。酷い眠気のなかで体もうまく動かず，すぐに体を起こすことはしなかったと思います。そして，『そんなこと言わないでよ。僕も好きで寝ているわけじゃない』と悲しくなったり，『行政の建物なのだから，どんな市民の健康にも気を配ってほしいよ』と少し腹立たしくなったり，『どうせこの体，治らないとも言われているし，僕には安全な場所なんてどこにもないんだ。引きこもっていた家から外に出てきたはいいけれど，街はすぐに眠気のくる，僕にとってはやはり危険なところ。どこにも，行政の場所にさえ，僕が身の安全を確保できるところなんてないんだ。もう，嫌だな……』と思っていました。

「起きてください」と，面倒くさそうに言われ，「はい」と，僕も体を起こして，ぼーっとしていました。体を起こした僕を見て安心したのか，その人は少しずつ僕から遠ざかっていきました。しかし僕はといえば，無理に体を起こしているので力が入らず，気持ちも穏やかではありませんでした。

しかしそのとき……

3) こんなことって起きるんだ

〈リカバリーに大切なこと〉
〈権利擁護〉

って,あったよな。

そのことを思い出し,「あの,すみません」と,その人に声をかけてみました。すると,こちらに戻ってきて,「どうしましたか?」と。

「実は私,障害がありまして,すぐに眠たくなってしまうのです。起きていられない……覚醒時間が持続しないのです。それで,ここで少し横になっていました」

そう,自分のことを伝えてみました。すると,

「そういうことだったのですか。それでしたら,下に休むところがありますので,そこにご案内しましょうか?」
「いいえ,ここで少し休めば大丈夫ですので」
「どのくらいの時間でしょうか?」
「20～30分で,大丈夫です」
「わかりました。それでは,何かあったら連絡をください。お大事に」

と,会話が展開しました。

こんなことって起きるんだ,嫌なことを言われたということで,終わらせなくてよかった。そう思いました。仮眠がとれる,助かった,という思いが第一だったのですが,わかってもらえたことに,ホッとしました。そして,わかってくれる人がいるということに,とても安心したのです。

それまでも街中で仮眠をとろうとすると,「困ります」と言われることはありました。ですが,そのときのことを振り返ってみると……『あれ,僕がちゃんと言っていなかっただけなのでは?』,そんなふうにも思いまし

た。

　部屋に戻り，一連の出来事をみんなに話し，「〈権利擁護〉だね。早速役に立ってよかったね」と言ってくれる仲間たちの姿を見て，うれしくなったことを覚えています。

自分を権利擁護するということ（self-advocacy）

　メアリー・エレンさんは，言います[2]。

「自分を信じることと自分の権利を知り，目標を定め，それにむかって努力をすることで，効果的な自己権利擁護者になれます」

「自分が，自分の効果的な自己権利擁護者になれます」と。

　あらためてメアリー・エレンさんの言葉に耳を傾けてみると，この言葉の意味が僕のなかに沁み込んできます。そして，自分のなかの何かが，ピクッと動く感じがします。

　〈自分をアドボケート（権利擁護）すること〉。原文では，「self-advocacy」。日本のWRAPクラスでは（僕も含めて），「権利擁護」と短く訳されることがありますが，ここでは「advocacy」に「self」がついているのが，1つのポイントだと思います。「自分の手で」アドボケイト（権利擁護）する，という感じです。
　Wikipediaによると，「advocacy」は本来，「擁護」や「支持」「唱道」などの意味をもつ言葉で，日本では近年「政策提言」や「権利擁護」などの意味で用いられるようになっている，そうです。『"政策提言"と"権利擁護"がなんで同じ"advocacy"なんだ……』と，僕も最初はわかりませんでした。
　しかし語源をたどってみると，「ad」は「adventure」や「advertise」などにもついている，「……に向かって」「…へ」という接頭語なのだそう

です。そこには「前へ」という意味も含まれるようです。また,「voke」は「vocal」や「voice」の「voke」。つまり,「声」や「呼ぶ」,そのあたりを指す言葉とのことでした。

また,「advocate（名詞形）の語源は,ラテン語のadvoctusであり,その意味は,『誰かに召喚された人,とりわけ,誰かの訴訟のために法廷に呼び出され証言する人』」とのこと。そして,「法律の文脈では,呼び出す人がクライアントであり,呼び出された人が弁護人である。その弁護人がadvocateであり,またその弁護人の機能や働きのことをadvocacy」と整理されています[3]。

こうした「advocate」を第三者ではなく,「self」,つまり自分で行うのが「self-advocacy」。つまり,「自分のことに関して,自分で」「前へ」「声を出す」というような感じでしょうか。

★

これが,リカバリーのキーコンセプトの4番目,「self-advocacy」。僕なりに意訳するのならば,「自分の声を,自分で,前に出す」こと,あるいは「自分のことを伝える」こと。

自分の人生を振り返ると,「もしかしたら,僕は単純に,言っていなかっただけだったのかな……」と思うことが,本当に多いです。言っていなかったから,伝わらない。言っていなかったから,わかってもらえない。そして,1人でもんもんとフラストレーションを抱えたり,自分を粗末にすることをしてきたのかなと思うのです。

言えなかったこと……

1) あるとき見た夢

言えないことが,沢山ありました。

なぜ言えなかったのか,というと,「言うことで,状況がどうなるかわからない」からだと思います。どんな変化をするかわからない……それがとても怖くて,怖くて。

たとえば,小学生のころに見た夢で,いまでも鮮明に覚えているもの

があります。それは，僕に嫌なことをしてくる同級生に，「もうやめて」と言って，怒る夢。僕は，言葉でも，体でも，圧迫をされていて，体を丸めて縮こまっていて，もう本当に限界……というときに，「やめてー」と言って，その同級生に向かって行く。

　……そんなところで，目が覚めました。とてもすっきりした，と思う反面，夢だったのか，実際に僕にできるかな，夢でなくて現実だったらよかったのに，そんな気持ちになりました。そして，今度嫌なことをされたら実際にそうしてみよう，僕にもできるはず，と思ってしばらく過ごしましたが，それでも現実にはやり返すことはできず，強いストレスを感じていました。

2）買っちゃダメなの……

　最近のことでは，「経済的に，自分で決定権をもちたい。自由になりたい」ということも，「言えなかったこと」でした。病気が酷くなり働けなくなって，生活保護を受けるようになり，お金の収支を役所に提出しなければならなくなると，僕は自分のためにお金を使うことが悪いことのように思うようになりました。

　最初はそんなことはなかったのです。生活保護も自分の権利と思っていました。しかし，次第に，「自分は社会に迷惑をかけている」「みんな働いているのに僕は働く能力をもっていない。だから，働いている人たちが納める税金のお世話にならないといけない，お荷物なのだ」と考えるようになりました。

　そうすると，『"他人より粗末なもの"を僕は選ばなければいけない』と，思うようになっていきました。そして，『いいなぁ』と思うけれども高いものと，『いまいちだな』と思っても安いものなら，こちらのほうが「身の丈にあったもの」だと後者を選ぶようになっていきました。そして，自由にしている人を見ると，『いいなぁ』と思いながらも，『僕はそっちの人じゃないから……』と，とても卑屈になっていきました。すると，ますます「もう一度働こう」という思いからは遠くなっていきました。

　その影響は，とても強いものでした。生活保護を抜けた後，調子がい

いときはよいのですが，調子が悪くなったときのこと。自分を否定する「声」に取り囲まれ，家から出られなくなっていたとき，深夜にやっとの思いで外に出て，自転車に乗っていちばん近くのスーパーに行きました。そこは少し価格が高めの設定なのですが，先の影響から，買うことができなくなってしまったのです。そして，心配して電話をかけてきてくれた友人に，「お腹が空いたよ，お腹が空いたのに，パンが少し高くて，こんな高いパン，僕が買ったらまた怒られるから，買うことができないんだ。でも，お腹が空いて，お腹が空いて，でも僕はこれを買っちゃいけないの……」と言いました。「買っちゃダメなの……」と。

3) 飲み込んだ声

　怖いから言えないよ，と，飲み込んだ声。自分にはその価値がないと思って過ごし，自分の本当の気持ちを感じないようにしてきた長い時間の存在。

　飲み込んでばかりいたので，言ったらどうなるのかわからなかったし，その変化にも慣れていませんでした。また，自分の気持ちを感じないようにしてきたので，そもそも何がほしいのか，何がしたいのかがわからない。わかったとしても，自分はそれに値しないと思うがゆえの苦しみ。

　「言えなかったこと」からはじまって，それをもとに世界を見たり，自分の行動がつくられたり，当時の僕にはそんなことが起きていました。そして，『まわりはみんな自分勝手だ。人の気持ちも知らないで』と思うこともありました。

　でも，いま思うのは，「もしかしたら，自分がちゃんと言えていなかっただけなのかも……」。

気になること

　「言ってもいいよ」
　「聴くからね」

第7章　自分を権利擁護すること—Self-Advocacy

　そう言ってもらうと，とても解放され，その人にとても安心感を覚えます。そして，その人は自分の味方だと思うのです。そんな思い抱くことは，みなさんにも，よくあることだと思います。そのくらい，人にとって「気持ちを聞いてもらう」ということは，「自分が自分としていること」において，とても大切なことなのだと思います。

　「自分の声を，自分で，前に出す」こと。「自分のことを伝える」こと。でも，『どんなことでも（伝えて）いいのかな』ということは，気になるところです。つまり，このキーコンセプトによって，なんだか自分本位というか，自己中心的になっていく……そんなことが起きないかという心配もあるでしょう。この〈キーコンセプトは「自分のために権利擁護すること」と紹介されることも多いので，現に「自分のために権利擁護してもいいんだ」「言ってもいいんだ」という思いから，そのことが強く前面に出ていく，ということが起こることはあると思います。自分の経験を振り返ってみても，そういうことは起こります。

　また，このキーコンセプトを見て，「アメリカ的だ」「障がい者が自分勝手になっていく」というコメントを聞いたことがあります。そんなとき，僕は先ほど紹介した「self-advocacy」の語源に立ち戻って，こう話すようにしています。

　「『権利擁護』というと強く聞こえるかもしれませんが，原文では『self-advocacy』。『ad』は『前へ』，『voke』は『声』。つまり，『声を前へ出す』こと。なぜそれが大切かというと，反対のことを考えてほしいと思います。つまり，〈声を出すことを奪われた人たちがいた〉ということ。本当は仕事をしたいと思っていた。本当は学校に行きたいと思っていた。本当は，結婚をして子どももほしかった。でも，精神病を理由にダメだと言われた人たちがいたということを想像してみてもらえたらと思います」と。

　「self-advocacy」

それは，自分のために何かを手に入れようと強く主張するセンスとも，わがままを言ってもいいということともまるで違うことだと思います。そうではなく，人としてもっている「基本的人権」にかかわっていながら表に出すことができなかった，黙ることしかできなくなっていた「声」を出してもいいんだよ，ということ。あたりまえの感情，あたりまえの生活。それを奪われた人がいるという背景。そのことを忘れないでいよう，忘れてはいけないと，思っています。

あたりまえのこと

　WRAPには，コープランドセンターが出しているWRAPクラスのための「スライド」があるのですが，そのなかにメアリー・エレンさんが書いた「個人の権利憲章」[*1]というものがあります。これは，①私には自分の望むことを要求する権利があります，②私には応じることのできない依頼や要求を断る権利があります，③私には考えを変える権利があります，④私には間違いをするし完璧でなくてもよい権利があります，⑤私には自分自身の価値と基準に従う権利があります，と続き，私には幸せである権利があります，と全部で27まであるものです。

　あるWRAPクラスでのこと。「個人の権利憲章のなかで，これは，と思ったものはありますか？」と聞くと，ある作業療法士の方が，「僕は，③私には考えを変える権利があります，です。だって，自分の考えでしょ。自分で変える権利がある。これが，大事ですよ」と話しました。これには，僕はとても驚きました。というのも，この「私には考えを変える権利があります」ということを，僕はいまひとつわかっていなかったのです。病気になる前から『考えを変えてはいけない』と思っていましたし，自分が精神障がい者になってからは『前と違うことを言っていると，それは"病気のせいだから"と思われそう』という思いがありました。ですから，その方の発言は衝撃的でした。

　さらに，「自分の望むことを要求する」ことはいけないこと，また「応じることのできない依頼や要求を断る」ことをすると，「治療抵抗性が高い」

と言われそう……というふうにも思っていました。「間違いをするし，完璧でなくてもよい」なんて言うと，真面目に治療に取り組んでいない，病気も治らない，そう思っていた僕が確かにいます。僕のまわりにもそう思っている仲間がいますし，メアリー・エレンさんのまわりもそうだったのでしょう。ひとたび「精神障がい者」になると，あたりまえのことがあたりまえでなくなる，そういうことが起きていると思います。

ですが，人には，「あたりまえの権利」があるはずです。あたりまえの感情，あたりまえの生活。「self-advocacy」とは，そのあたりまえを，代理人を立てずとも，自分で「声を」「前に」出して伝えてもいいんだよ，という，とても大切な，そして「ありまえのこと」なのだと思います。

おしまいに―これまでのキーコンセプトを振り返って

これまで，WRAPの根底にある〈リカバリーのキーコンセプト〉として，①希望（hope），②自分で責任をもつこと（personal responsibility），③学ぶこと（education），④自分をアドボケート（権利擁護）すること（self-advocacy），⑤サポート（support）と，進んできました（⑤は第8章でご紹介します）。

本章では，④自分をアドボケート（権利擁護）すること（self-advocacy）でしたが，もしこのキーコンセプトがなければ，どのようなことが起こるでしょうか。希望は感じている，自分で責任をもつこともできているし，学ぶことも続けている。でも，自分をアドボケートできないとしたら……。

自分をアドボケートすることができていない人，その人は，もしかすると，誰にとっても「よい人」かもしれません。自分以外，誰にとっても。しかし，その人はきっと，「誰か」や「何か」に都合のよいだけの人になってしまっているかもしれません。利用されて，使われて……，でも希望を感じていて，自分で選択もしていて，可能性にも開かれている。だから一見幸せそうに見えるかもしれません。しかし，自分の声が反映されていない，言いたくても言えない，そもそも自分の「声」を忘れてしまっている，いずれにしても自分で自分の声を出せていないその人は，きっと，悲しいと思います。寂しいかもしれません。

その人はやがて，知らないうちに，自分が傷ついていることを知ることになると思います。あるいは，こころが壊れるのではないかと思います。そのことで，その人を大切に思っている人も，とても悲しいことになると思うのです。
　リカバリーに大切なこと。人がリカバリーしているときに，見受けられた5つの共通要素。リカバリーしていた人は，自分の声を，前に出すことをしていたということです。
　「アドボケイト」＝代弁者に声を届けてもらうことも，もちろん大切ですが，「self-advocacy」。第3者を待たずとも，第3者に預けなくとも，自分で，自分の声を届けることが人にはできるのです。

　自分が，自分の「効果的な自己権利擁護者になれます」。

　あたたかいものが，胸に込み上げてげてくる……。
　子どものころ，学校で嫌なことがあって，心配で何も言えなくなって，泣くこともできなくなっている僕に，「私が確かめてやるから，大丈夫だからね」と，母に言われたことを思い出します。いざというとき，僕を護ってくれた……，かつて母がしてくれたことを，今度は，自分が自分にしてあげる感じです。

　「self-advocacy」

　自分で，自分のことを声に出して，人に伝えること。
　自分を信じて，勇気をもって，自分で，自分を大切にすること。

　そのことを通して，人はリカバリーすることがあるのだということを，このキーコンセプトは教えてくれます。
　僕自身，とても弱いところです。みなさんの声が聴きたいと，思いま

第7章　自分を権利擁護すること—Self-Advocacy

す。みなさんは，どうやって「自分の大切」を大切にしているのでしょうか？　ほかの人に，どうやってわかってもらっているのでしょうか？

自分の大切なものが，侵されたときに。自分にとって必要なこと，大切なことを大事にするというときに，どうやって「自分の声」を，「外に」出していますか？

> ＊1　Anxiety and Phobia Workbook, Edmund J. Bourne, Ph. D., 1990 New Harbinger Publications, Oakland, CAをもとに, Mary Ellen Copelandが改作したもの。

〈引用・参考文献〉
1) メアリー・エレン・コープランド：メンタルヘルスのリカバリーとWRAP（日本語版ホームページ）. http://www.mentalhealthrecovery.com/jp/copelandcenter.php＊
2) メアリー・エレン・コープランド：メンタルヘルスのリカバリーとWRAP（英語版ホームページ）. http://www.mentalhealthrecovery.com/＊
3) 足立智孝：看護アドボカシー概念の検討. 麗澤大学紀要, 91, 2010．
4) DVD『わたしの元気つくり。—メアリーエレンコープランドとのワークショップ（Creating Wellness）』. オフィス道具箱, https://www.wrapandrecoverybooks.com/store/.

＊used with permission of Advocates for Human Potential, Inc.

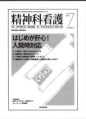

2015年7月号掲載
『WRAPを始める！』
第7回　自分を権利擁護すること
声を前に出す，「自分の大切」を大切に（リカバリーのキーコンセプト④）

Dialogug 7
自分を権利擁護すること
—Self-Advocacy

増川ねてる×藤田茂治×宮本有紀
収録日：2016年2月26日

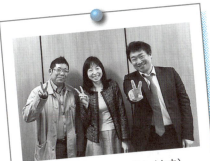

宮本有紀（ゆっきぃ）さん（中央）。

「押し黙らなくていいんだ」ということ

増川　わぁ，ゆっきぃ，ひさしぶり。

宮本　ねてちん，久しぶりだったね。元気してた？

増川　うん。まぁ，ばたばたしていたよ。今回は，引き受けてくれて，ありがとね。

宮本　こちらこそ，声かけてくれてありがとう。

増川　こうやって，久しぶりにゆっきぃに会って話せるの，とても楽しみにしてたんだ。

宮本　私も。ほんと，久しぶりだね。

増川　ゆっきぃ，こちらコモンくん。今回の企画のプロデューサー。秋元康みたいな……（笑）。

コモンくん，こちらがゆっきぃ。どうぞ，よろしくね。

藤田　よろしくお願いします。コモンくんです。

宮本　ゆっきぃです。どうぞよろしくお願いします。

増川　そして，僕とゆっきぃは，東京大学でのWRAPクラス以来だから，1年半ぶり……。ほんと，ご無沙汰していました。

宮本　そうだねぇ。そんなになるんだ。

増川　うん。だから，ゆっきぃにこのダイアログの話しをしたときに，ゆっきぃが引き受けてくれるのか，心配だったんだよね。

宮本　そうだったんだ。

増川　なので，まずはゆっきぃ，この「ダイアログ」をしたいんだけれども，と言われたときに感じたこととか，聞かせてもらってもいいかなぁ。僕は，ゆっきぃと，「権利擁護」，そして「キーコンセプト」を

第7章　自分を権利擁護すること―Self-Advocacy

話したいと思って，それを伝えたんだと思うけど。

宮本　うん。私も「話したい」と思ったよ。そして，「声かれてくれて，ありがとう」って思ったよ。

増川　そうだったんだね。僕も，引き受けてくれてありがとうと，すごく思った。ありがとね。

藤田　僕も，宮本先生とこうやって話せて，とてもうれしいです。ありがとうございます。

宮本　こちらこそ，ありがとうございます。

増川　それにしても，ゆっきぃ，久しぶりだね。そして，長くなったよね。初めてあった日のこと，覚えている？　僕は結構はっきり覚えていて……。

宮本　うん。WRAPの。

増川　そう。フォーラスで。ジーニーさんのとき。つまりさ，僕は，WRAPのファシリテーターに出会った日と，ゆっきぃに初めて会った日が一緒だったんだよね。そして，僕にとっては初めての「東大の名刺」をもらった日だった（笑）。

2006年ね。その年の10月だったっけ？アメリカから来日したWRAPファシリテーター，ジーニー・ホワイトクラフトさんの通訳をしていたのが，ゆっきぃだったんだよね。

宮本　そうそう。あのときだね。

増川　だからさ，コモンくん，ゆっきぃは日本でもかなり初期からWRAPにかかわっている人なんだ。だけれども，ゆっきぃはさ，養成研修に参加してないでしょ。つまり，WRAPのファシリテーターにはなっていないんだよね。通訳とか，誰よりも養成研修の場にはいる人なんだけれども，ファシリテーターにはなっていはい。

宮本　うん。

増川　それで，「権利擁護」にいきたいと思うんだけれども。僕が，「権利擁護」をゆっきぃとダイアログしてみたいなぁ，と思ったのは，ゆっきぃ，WRAPが日本に入って来た当初からかかわっているじゃん。でも，養成研修には参加していないでしょ。参加者として。通訳としては，ほんと僕が知っている限りでは毎回参加しているでしょ。つまり，誰よりあの場を体験している。でも，WRAPファシリテーターにはなっていない……。

宮本　うん。

増川　ゆっきぃの一貫したあり方が感じられるし，いろいろ考えていることがあるのだろうなぁと思って。あらためて，それって話したことがなかったからさ。話してみたいなって思ったの。

宮本　うん。

増川　あとね，今回はキーコンセプトにおける「権利擁護」がメインのテーマになるのですが，WRAPファシリテーターの役割についても，ゆっきぃが感じているいろいろなことがあると思うからさ，それを絡めながらダイアログができればと思っています。

宮本　はい。

増川　さて，権利擁護（Self-Advocacy）についてですが，そこには「押し黙らなくていいよ」というメッセージがあると僕は感じていて……。

宮本　そうだね。「押し黙らない」という

のは，「権利擁護」だけではなくて，WRAPの全体を通して言えることではないかと思う。ファシリテーター研修の場などにいるときに，それを強く感じたんだよね。ファシリテーターというのは，その場を共有している人が「押し黙らない」でいるようにするありようなのだと思っているんです。

ただそのことが可能になる場というのは，ファシリテーター研修やWRAPクラスなど，特別な場所だけではないはず。私たちが生きていくこの世界の，どの場所でもできるはずだと思っていて……。

増川　うん。僕もそれは可能だと思っている。

宮本　ね。そうだよね。しかし，押し黙らざるを得ない状況は現実としてある。たとえば，私はいまは教育の場にいるけど，おそらく私が学生を押し黙らせてしまったり，「押し黙らなきゃいけない」というような気持ちにさせる状況は，残念ながらあるだろうと思う。私はそれをどうにか変えていけたらなと思っているの。

あらゆるところで WRAPは可能―医療施設の中で行うWRAP

増川　特別に「WRAPクラスだから」とか「WRAPの研修だから」と，こだわる必要はないと思うんだ。なぜならWRAPの原点は「生活」なんだからさ。「はじめに生活ありき」だと思うんだよね。そのなかで自分自身のWRAPをつくっていくことができるんだよね。そもそもWRAPってさ，メアリー・エレン・コープランド（Mary Ellen Copeland）さんが，自分と同じような境遇の人たちと会話をするなかでできていったものなわけで。つまり，地域で暮らす精神症状を経験したことのある人たちに話を聞くなかで，リカバリーしている人たちに出会っていって，「なぜその人たちは，リカバリーしているんだろう？」と思って，観ていくなかで生まれたもの。最初に理論ありきではなくて，「最初に生活ありき」，「最初に，リカバリーしていた人がいる！」という現実があった……，ということ。その人たちに会っていったときに，メアリー・エレンさんは，うれしかっただろうね。……僕の勝手な想像だけれども。いずれにしても，WRAPは生活の場で生まれたというのは，大きなことだと思うんだよね。

宮本　そうそう。あらゆる場でWRAPは可能なはず。だからこそ，施設の中で看護師などの専門職がWRAPファシリテーターとして行うクラスをどう考えたらいいのかなって。

増川　それはすごく大事な疑問だね。

宮本　「WRAP？　なんか楽しそうだな！」というような気持ちでWRAPに触れる体験をするのと比べると，医療施設の中でWRAPをつくるのは，あるいは「治療の一環」としてとらえられてしまう可能性があると思っていて。たとえば同席した看護師が，心理教育を行うように全員の出席をとって，場合によってはカルテに残して……というのはWRAPのあり方からは外れると思うの。それに，「プログラム」としてWRAPをとらえると，本当に本人が行きたくて行っている場所ではなくて，むしろ「宮本さん，私が行かないと困るんでしょ

う？　だから行きますよ」みたいに，患者さんが気を遣って参加するという場合もあると思うんです。こうしたあり方もWRAPの本義に反すると思う。WRAPは強制されるものではなくて，「自分のための，自分のもの」。そこに「患者さんのため」というニュアンスが入ってきてしまうと，WRAPとは別の何かになる気がするな。

藤田　看護師は患者さんを前にすると「何事かをなさなきゃいけない」と思うもの。そうしたところから比較的自由なはずの訪問看護でも，ただ雑談のような会話で利用者さんと一緒の時間を過ごすことが，本当は実のあるかかわりなのに，「それってさぼっているだけじゃない？」という目で見られることもあるんだよね。とにかく患者さん・利用者さんのために何かすることが，イコール「仕事をしている」という感覚が看護師もしくは支援者には染みついているのでしょう。だからWRAPも「患者さんのための療法」としてとらえて，「これを患者さんに使えばよい看護ができる！」と考えてしまうのは，無理のないこと。しかし，そういったとらえ方にはかならず「教育・指導」というニュアンスが含まれるし，そうなってしまっては……。

増川　それだと，WRAPではない，何か別のものだね。うん，まったくWRAPとは別物の何か。

宮本　そういった形で患者さんがWRAPを紹介されて，「WRAP，なんだか嫌だなあ」となってしまったら，とても残念なことだよね。

藤田　それはまったくそう。しかし，そう言っている僕の場合も，最初はWRAPを「療法」ととらえていた時期があったわけ。ただ試行錯誤しながら，「WRAPは自分自身の取り扱い説明書」であるということが腑に落ちたときに，WRAPの可能性が拓けたという感覚があったの。僕自身は看護師が「WRAP＝療法」ととらえてしまうのは，ある程度仕方のないことだと思っていて，そこで「なんだかしっくりこないなあ」という経験をするなかで，「ああ，WRAPって自分自身のためのものなのだ！」という気づきを得ることができれば，WRAPの本来の姿が見えてくるはずだよ。

入院医療の中のWRAP

宮本　もし，医療施設の中でWRAPに取り組むのであれば，外部からファシリテーターをお呼びして，その人にWRAPクラスをファシリテートしてもらってほしいな，という思いがあって……。医療施設の外にはWRAPを自分の生活のなかで実践しているファシリテーターがたくさんいる。それに，医療施設の内部で，看護師（専門職）―患者さんというすでに固定された関係性のなかでWRAPを行うことで，「療法」的なニュアンスを帯びてしまう可能性があると思うので，医療施設内でWRAPクラスを行うとしても，看護師など，その施設のスタッフがファシリテーターになるのはできるだけ避けるとよいのでは，と思ったりもする。

増川　2007年に最初のファシリテーター養成研修が開催されたときに，そこに参加した人たちと話しあって決めたのは，「自

分が職員として所属する施設ではWRAPのファシリテーターをしない」ということだった。職員として所属する施設で、その職員がクラスの「ファシリテーター」をすると、普段のかかわりがあるからどうしても、指導的なプログラムになってしまう。WRAPはそういうものではない、という思いが強かった。それに、WRAPクラスは、「トレーニングを受けた、当事者のファシリテーター」が行うのがよいって思っていた。経験がない人が、精神疾患からのリカバリーについて、「当事者として」語ることはできないから……って、僕たちは思っていたんだ。

「当事者が開発した」というのが、とても大切なコンセプトだったんだよね。最初にWRAPにかかわることになった僕たちにとってはさ。そして、それは、SSTやCBTなどの他のプログラムとは決定的な違いだったし、大事なことだと考えていたんだ。だから、病気の経験のない職員が自分の施設でWRAPクラス、ってナンセンスなことって感じていたの。

あ、あとさ、僕は、「僕たちは、すごくつらいことを経験してきた。嫌な思いもいっぱいしてきた。でも、WRAPに出会って、WRAPファシリテーターとしてそのつらかった経験をいま、人のために活かせる道が開けた！」って思ったの。そこに、あのつらいことを経験していない人がやってきて、要領よくグループワークとかやってさ、「これが『WRAPクラス』です」ってやられることへの納得のいかなさ、みたいなものってあってね。「いや、あなたたちはもう自分の"専門性"があって専門職としての仕事もあるから、いいでしょう。『精神疾患の経験』がないというのに、なんでここにまで来てパワーを使うの………こっちにまで来ないでよ。自分たちは自分たちの仕事があるんだから。もういいじゃん。せっかく、やっと見つかった僕（たち）の役割を、奪わないでよ」って思ったんだ。

すごく、怖かった。やっと見つかった、やっと手に入れた役割を、専門職に取られるって。「もう、そんなに欲張んないでよ！」って、正直思ったんだ。でも、もちろん病気の経験のない、専門職の同期の人もいてさ、WRAPはとても好きなの。そして、僕（たち）もその人たちを信頼しているし、同志だし、人としても好きだった。そして、その人たちは、自分の所属する施設ではクラスをしないって、それを決めてやっていったんだよね。

クラスをするなら、普段のかかわりのない、別のところで、一生活者として、一個人としてかかわる、ということでやるようになっていった。そして、クラスをするときには、たいてい「当事者のWRAPファシリテーター」と組んでやっていたと思う。「当事者の人たちの"やっと見つけた"役割」を取ろうというわけではないよ。みんなのことも、応援したいの。そのなかで、でも自分もやりたいから、一緒にやるの。そんな気持ちだったんじゃないかな。だから、WRAPは好きだけれども、自分は「WRAPファシリテーター」にはならないで、「WRAPファシリテーター（たち）」を応援していくって決めて、それをやっていた人たちって、結構いたよね。

いずれにしても、やっと出会えた大切

第7章　自分を権利擁護すること─Self-Advocacy

なもの。それを大切にしていこうと，みんなでしていたんだ。いま僕がかかわっている病棟でのWRAPクラスはさ，職員の人たちには全員，私服で来てもらっているよ。専門職の人たちにモードを「病棟職員」ではなく，「一生活者」「一個人」に切り替えもらって参加してもらいたくて。でも，覚えているのは，これを決めたのは，僕ではなく，最初に病棟でWRAPクラスをやっていこうよと話をしていた，病棟の職員みずからのアイデアだった，ということ。そして，そこに見学に来た人たちが，「自分の病院でもやろう」となったときに，それを引き継いでいったということ。これは，ほんと大きなことだと思っている。ていねいに，ていねいにやってきたことだったから。

ただ，これを読んでいる人に誤解してほしくないのだけれども，僕は医療施設の中でWRAPをすることにはぜんぜん反対していないんだよね。僕は患者として病院に通っていたからさ，自分が通っていた病院で，あのときに「WRAP」に出会っていたら，どんなによかったかと思うんだ。あのときに，WRAPに出会っていたら，その後がすっごく楽だったと思うんだよね。

宮本　私も絶対にダメと思っているわけじゃないのだけど。

増川　ね。そして，自分自身に対して「なんか変だな」と思ったときに，僕が最初に行きたいって思ったところは，病院だった。健康の問題だから。病院だった。福祉施設ではなかった……。そういう経験があるからさ，僕は，医療機関でWRAPクラスって反対ではないんだよね。だから，WRAPのことを知っている人が1人でも多く病棟にいるという状況は救いになるだろうなと，かつて患者であった僕は思います。

藤田　なるほど。

増川　さっき，WRAPは「はじめに生活ありき」だと言ったけどさ，僕らにとっては，入院も生活の延長なんだよね。だって，患者側に立って見れば，入院中の1日24時間のなかで，治療に充てられる時間は10分ぐらいあるかないかでしょ。それ以外の時間（も）はすべて生活。病棟の中にも，生活はあるんだよね。WRAPが精神疾患をもつ人たちの生活のなかから見出されたものだからさ，生活がある以上WRAPは機能するんだよね。入院中でもWRAPってつくれるし，WRAPを使って自分自身を取り戻すことができるって思うんだ。いま，国立研究開発法人国立精神・神経医療研究センターとか，都立松沢病院，埼玉県立精神医療センターでWRAPクラスやっているけどさ，病棟の中でも，結構みんな「生活の工夫」=〈道具箱〉を探して，それを活用して生活しているよ。

宮本　私ね，精神医療は，そこで患者さんが自分の生活を取り戻すにあたって自由に試行錯誤ができる場所なのではないかって考えているのね（もちろんできるだけ早くに退院するのに越したことはないのですが）。食べることや眠ること，自分の身支度を整えることは，自分の健康と直結しているもので，その部分の微妙な調整──試行錯誤──を自分の意思で行えることで，リカバリーの1歩を踏み出せるんじゃないかな。

増川 ね。ほんとそうだよね。

宮本 うん。ただ現在の入院医療では，そうした自由な試行錯誤がかなわない状況のほうが多いのが実情だと思う。たとえば，たいていの病院で食事や就寝の時間はきっちり決められているよね。ましてや食事内容などを患者さんが自由に選択できるというのは，かなり稀有だと思う。掃除や整理整頓することが自分の気持ちを落ち着かせるのに役に立つということが長期入院から退院して初めてわかった，というお話を聞いたこともある。病棟では部屋を掃除したり模様替えなどしたことがなかったから，と……。

藤田 それをしていると，逆に「病状の悪化だ！」と勘違いされることになるよね。だから患者さんも「押し黙る」。

宮本 病院は長年同じようなシステムでやってきているので，構造もスタッフの考え方もすぐには変わらないのだと思うけど，WRAPの考えが病院の中にも波及していくことで，こうした構造や「病院の常識」が少しずつ変わっていけばいいなと思う。

権利擁護は「自分で，前に，声を出すこと」

増川 で，「権利擁護」に戻るんだけれどもさ。

宮本・藤田 はい。

増川 僕は最近，「裏から」考えるってことがちょっとブームになっていて，ちょっとゆっきぃ，コモンくんにも考えてみてもらいたいんだけれども，権利擁護の反対ってなんだと思う？

宮本・藤田 うーん。

増川 僕は，「押し黙らされる」ということだと思うんだ。そして，そう考えると，権利擁護（セルフ・アドボカシー）はやはり自分で，前に，声を出すこと（self／ad／vocacy），つまりは冒頭に確認したように，「押し黙らない」ということだと思うの。……で，もう少し話しても，いい？

宮本 どうぞどうぞ。

増川 あのさ，僕，権利擁護に関して考えるときにいつも思い出すことがあるの。僕は子どもころ水泳部だったんだけど，坊主が流行った時期があったの。僕も思い切って家のバリカンで母親に坊主頭にしてもらった。それで，あらためて鏡で見てみると，すごく嫌でさ。だから僕は「学校に行かない！」と駄々をこねはじめたんだ。そうしたら僕の代わりに，母親が小学校の担任に「息子が学校に行きたくない言ってる」と電話をしてくれた。自分で権利擁護（セルフ・アドボカシー）するということを考えると，かつて母がしてくれたアドボケートを，今度は"セルフ"，つまり自分でするってイメージなんだよね。第3者を待たずして，自分で行うというか……。かつて，母がやってくれたことを，今度は自分でやるんだというか。まぁ，もういい大人だし（笑）。

「それができるし，それをしてもいいんだよ」って，「セルフ・アドボカシーというキーコンセプト」からは，そんな声が聞こえてくるんだよね。……僕には。

宮本 私にとっては，自分を権利擁護することっていうのは，「自分が主体であること」と不可分だと思ってるのね。なぜ

第7章　自分を権利擁護すること―Self-Advocacy

なら，自分にとってとても大事なことは，やはり自分にしかわからないものだから。それを守るための行動は，自分にとって大事なことだし，自分にしかできないもの。でも，決して「こうするのが私の権利だ！」と声高に主張するものではなくて，「私はこれを大事にしているんです」と，差し出すという感じかな。

藤田　「権利擁護」というのは強めの言葉だから，どうしても「主張」というニュアンスを帯びてしまう。そうなると「主張」と「主張」同士のぶつかりあいの世界になってしまうだろうね。でもWRAPで言っている「権利擁護」は，「相手に何かを及ぼす」ということとは違うよね。

宮本　自分にとって大事だと思うことを，ただ言ったり，ただすること。ここでいう権利擁護は，要するに，「自分の大切を，大切に」ということなのだと思うんだよね。

増川　象徴的なのはWRAPにおける「権利擁護」には「right（権利）」という言葉が使われていないというところかな。「権利憲章」では，「right」が使われているけれども，「権利擁護」は，「self-advocacy」。キーコンセプト全体にもいえることだけれども，いま，この本を読んでいる読者の方には，「権利擁護」という日本語に囚われないでほしいですね。WRAPに少しでも関心をもった読者の方には，まず「自分が大切にしていることを，自分で声にできなくなったら……，自分はどんなになるだろうか？」って，想像してほしい。他人のことではなくて，自分のこととして。その状態で，さて，自分は活き活きするかどうか？

そして，次に，この本を読んでいるのは，看護師さんが多いかと思うので，「自分の大事にしていることを言葉にできなくなってしまった患者さん／利用者さん」が，果たして活き活きとできるか，つまりリカバリーが起きるかって，考えてほしいと思います。そこにはリカバリーは起きないって僕は思うの。リカバリーが起きているときには，「権利擁護」，つまり，ゆっきいが言った言葉を借りれば「自分にとって大事だ思うことを，ただ言ったり，ただすること」ができているって思うんだ。

看護師も患者さんも「言ってもいい」

宮本　精神科の患者さんのなかには，「自分が大切にしていることを言っていい」なんて考えたこともなかったって人もいると思うんだよね。だから「言ってもいい」と知ることができるだけで，だいぶ救いになるんじゃないかな。看護師や支援者は，そうした働きかけができるとよさそうだなぁ，とも思う。

藤田　「言ってもいい」と知ることの重要性でいえば，看護師にとっても一緒だよね。僕の印象に過ぎないのですが，立場上，看護師には押し黙らざるを得ない局面が多くあるような気がする……。

宮本　そう考えると，私も「自分が大切にしていること」を言えないときや，言えない関係がある。でも，自分が大切にしていることは口に出したほうがいいだろうと考えて，思い切ってそうするようにしたの。たとえそれが無視されたり，つぶされてし

まったりしたとしても，少なくとも自分の大切にしていることを知ってもらうことができるよね。これはただ押し黙っているのとは，結果的に大きな違いをもたらすだろうと思うんだ。

増川　そうだね。言いたいけれども押し黙っている人生か，ちょっとでもそれを口に出して伝えてみる人生か……。自分のwellnessを取り戻すために，リカバリーするために，どちらがよいか，明らかだと思う。それに押し黙っていると，僕なんかそうなんだけど，すべて想像・ファンタジーの世界に入ってしまう。つまり「あのとき，ちゃんと言うことができたら，別の道が拓けていたはず……」と，目の前の現実から自分自身が離れていってしまう感覚があるんだ。

私たちが生きていく世界の，どの場所でも

宮本　島根県浜田市にある社会医療法人清和会西川病院は個室が中心の病院で，個室にいる患者さんたちが，自分の部屋の鍵をもっているのね。精神科病院ではとても珍しいと思う。でも考えてみれば，個室というのは自分の部屋であるわけだから，自分で鍵を管理するのはあたりまえの発想だと思う。私が見学させていただいたときにも，スタッフが患者さんご本人に「お部屋を拝見してもいいでか？」とお尋ねして……。

増川　その人の部屋だからね。

宮本　そう。他人に見せるのも見せないのも患者さんが決めることなんだよね。個室への転換にあたって，スタッフさんたちには当初，患者さんの安全面などでの心配があったそうなんだけど，実際に運営を始めてみると，「具合が悪いのに，大部屋で過ごさないといけないというのは患者さんにとってつらいことだよね」というように考え方が変わっていったそう。このエピソードは医療施設における権利擁護がどう扱われているかという問題にもつながることだと思う。1つ言えるのは，医療においては患者さんの権利が失われている状況って見えにくいものなんじゃないかな。

藤田　慣れだったり習慣のなかで，本来なら違和感を覚えていいはずのことに，鈍感になっているのだと思うな。看護師が患者さんたちの部屋にノックもせずにずかずかと入っていって，ババっとカーテンを開けて，という光景は，いまだに見聞きするしね。あたりまえの光景であり過ぎて，看護師はその問題点になかなか気がつかないもの。

宮本　そうした環境の中で患者さんも「こういうことには我慢しなくてはいけないんだ」「自分の要望を口に出してはいけないんだ」と思い込まされてしまって，それこそ押し黙らざるをえない状況になってしまう。そうして先ほど言ったように「自分が大切にしていることを言っていい」なんて考えたこともない人が出てきてしまう……。本来そのようなことは全然なくて，冒頭で述べたように私たちが生きていく世界の，どの場所でも，一緒に生きていくこの世界の同じ仲間として，みんなが自分の大切にしていることを言葉にできると

第7章　自分を権利擁護すること―Self-Advocacy

いうことがとても大事だと私は思うんだよね。

WRAPファシリテーターに限らず，まわりの人たちがどうしたら，自分の大切にしていることを言葉にできるのかを考えていくことが必要だと思う。

増川　事実，押し黙らず，自分の大切にしていることを声に出して言えていた人は，リカバリーしているんだからね。

時々さ，「WRAPのエビデンスは？」と言われることがあるけど，エビデンスが，なぜ必要なのかといえば，仮説・検証によってつくられていくプログラムの場合必要だって思うの。仮説から始まっているからさ。仮説検証をくり返して，つまりエビデンスを出していかないと，現実に近づいていかない。でも，WRAPってさ，そもそもが，精神疾患をした人の「現実」をていねいに記述したら，こんな感じだったというもので。僕にとっては，エビデンスの塊みたいなものなんだよね。「リカバリーしていた人たちは，こんな感じでしたよ」って，聞いて，それを他の人も同じようにやっていったら，その人たちもリカバリーを起こしていった……。そんな現実があって，僕もそうだったけれども。「これでリカバリーした人がいるんだったら，自分もやってみよう」って実際にやってみたら，ほんとにそうだった。そして，それをまた，他の人にそれぞれが伝えていって……。「自分の体験としてこうだったよ」っていうことが伝わり続ける。「これがエビデンスだよ」「みなさんも，やってみたらわかります」って，言いたいよ（笑）。

藤田　そうだよね。

増川　うん。WRAPは（この本の中でくり返し述べているように）生活のなかから見出されたもの。だから，端的に言って事実なの。また,「キーコンセプトの○○（たとえば「希望」）がないと，リカバリーができないのか？」と聞かれることがあるけど，それってとても答えられない質問なんだよね。

宮本　「希望がもてればリカバリーするのですか」とか……。

増川　答えようがないのです。「リカバリーしていた人は，希望を感じていた……以上」，としか言いようがないんだよね。

最後に

藤田　あらゆるところでWRAPは可能であり，当然，医療施設の中で行うWRAPも可能。ただ医療施設の中では長年に渡って培われたシステムや考え方があるために，注意が必要。要するに看護師を始めとして医療者は，「患者のため」を思うあまり，「ためにするWRAP」になりがちで，WRAPは自分でつくる「自分自身の取り扱い説明書」である以上，それではスタートの時点でつまずいてしまう。それに今回のダイアログのテーマである「権利擁護」に関しても，入院医療のなかでは得てして軽視されがち。では，やはり入院施設とWRAPは相容れないのかといえば，まだ希望はあって，それはまさに今回の「権利擁護」と合致しますが，医療者・患者双方が自分の大切にしていることを声に出すことで，ゆっきいが言ってくれたように，「一緒に生きていくこの世界の同

Dialogue 7(収録日:2016年2月26日)

じ仲間として,みんなが自分の大切にしていることを言葉にできる」ことで,変化が起こり,新たな展開が拓けるはず。

　増川　今回,ゆっきいと話をしていて,「権利擁護」はとてもシンプルなものだということに,僕は,あらためて気がついたよ。ほんと,ありがとう。押し黙らず,自分で,声に出すこと。

　宮本　はい。みんなが,自分の大切なことを言ってもいい,とてもシンプルで,とても大切なことだと思います!

Dialogue7　自分を権利擁護すること―Self-Advocacy　了

\ 私のWRAPです! /

私のWRAPは自分にしか見られないブログ上にあります。
『いい感じの自分』はインターネットで見つけた犬の写真。『いい感じの自分』はなんていうか,丸まっているわけではなく,無理に笑っているわけでもなく……。なんとなく尻尾は立っている感じで歩いていて……。この写真を見ると,これが「ありたい自分」だなって思います。

　　　　　　　　　　　　　　　　　　　　　　　　　　　　　宮本有紀
　　　　　　　　　　　　　　（東京大学大学院医学系研究科健康科学・看護学専攻精神看護学分野)

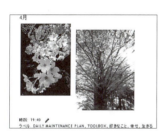

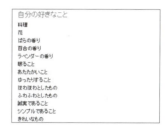

WRAPと私 column 4

WRAPを通じて，その人らしく生きること

岩瀬信夫（日本赤十字広島看護大学）

もらい泣きした，WRAPとの出会い

 2014年6月。名古屋の家族会のメンバーとBPD（境界性パーソナリティ障害）の家族会のミーティングへのオブザーバーとしての参加が，私のWRAPとの最初の出会いでした。

 家族会の奥野栄子代表と東京学芸大学の福井里江先生がファシリテーターをされていました。壁には模造紙でさまざまなWRAPの〈道具箱〉が貼ってあり，その〈道具箱〉からのいただき物として，お子さんからの厳しい金銭要求のときに，愛情をもって限界設定をしたという具体的な体験を，ある親御さんが語っていました。「もうこれ以上あなたのためにしてあげられることはない。あなたはあなたで，自分で責任をもってやっていってください」ということが言えるまでの経緯の語りがありました。福井先生の温かみのある「一緒に考え，一緒に感じる」その姿と，メンバーが苦心惨憺して，娘の無心を断る心中と決断の強さに触れ，その切なさに，メンバーの目からも，ファシリテーターの目からも涙がこぼれる瞬間に立ち会いました。私も思わず，もらい泣きしてしまいました。

 セラピストとしての訓練を受けてきた私は，「あ～，泣いていいんだ」という感嘆，というか驚きを感じました。中正的，もしくは共感的なセラピストとしてではなく，人として立っているファシリテーターの姿が，強烈に焼きつきました。

「裸」で臨んだWRAPファシリテーターへの道

 2014年の8月9日から10日にかけ行われた，兵庫県伊丹市での2日間集中コー

スに参加したのですが，看護職や福祉職の方が多く受講していることに私は驚きました。ファシリテーターの増川ねてるさんの，ぐぐっとアクセルを踏んで，1セッション走りまくり，「くたっ」と別人のように休息する，そのメリハリのよさに驚かされました。りこさんの細やかな気配りを際立たせるための心遣いなのかと思うほど，絶妙なコントラストでした。

そこでくり返し行われていたことは，「持ち寄り，分かちあう」という体験でした。持ち寄られた全国からのお菓子はその象徴であり，それは「1人ではなく全国の仲間が支えている」というメッセージを伝えており，セッションの場で提供される経験やアイデアは「持ち帰り自由」です。いい感じの自分をつくるための，「みんなの体験とアイデアのポートフォリオ」という感じです。このような空気のなかで，誰にでもある障害の受け入れと，仲間との出会いが始まったように感じました。

ファシリテーター研修は5日間連続の長丁場でしたが，伊丹市で『台風一家』のメンバーの一部とも再会し，新たなグループワークをねてるさんや津野さんの「濃ゆい」ファシリテーションのもとで研修を受けました。私が心がけたのは，素の自分，裸の自分で，メンバーとしてファシリテーターをめざし，みんなに貢献しながら，みんなから学ぶことでした。そして私は伊丹に集まった新ファシリテーター集団『わっしょい☆ひかり組』のファシリテーターとして生まれ変わりました。

ファシリテーターとしての活動

2015年4月から月に1回，地域にいる当事者と家族のWRAP『ぎょうざらっぷ』を名古屋市北区の地域支援センター『なないろ』で，4月16から8月6日の間，計5回実施しました。出張で買った地方の土産を家族と分かちあうように，参加者と分かちあいながら活動していました。また，2月にはフォローアップのセッションをもちました。お互いの家族への対応，不安にさいなまれるときの工夫，経験を分かちあいながら，「いい感じの自分」をつくっていくための〈道具箱〉に入れるものを分かちあうことのできたセッションだったと思います。

参加メンバーからファシリテーター研修に出る人がいたり，「明るくなった」と施設から評価されるようになったり，自分の子どもにWRAPを教えることで関係がよくなったというフィードバックをいただき，私は「やってよかった」と思いました。

WRAPと精神科看護の可能性

医療者はどうしても患者を「治療の対象」として，「精神疾患をもった人」として見ます。症状が生活行動にどう影響し，より健康的な適応行動を促すためにどのよう

な援助が必要かと考えるのが，精神科の看護の基本ではないかと思います。

　WRAPを通じて，その人らしく生きること。自分なりの「いい感じの自分」をつかまえたり，取り戻すための道具を自分でつくること。私はその大切さに行きつきました。そして，人にはそれぞれのペースがあるので，そのペースを大事にすること。それを自覚して，まわりに伝え，自分を尊重してもらうには，自分が何をしたらいいかを考え，行動すること。

　ナラティブやソリューションフォーカスの概念を通じてWRAPの意義や働き方の方向性を説明することもできますが，私のイメージのなかでは，集団療法のアーヴィン・D・ヤーロムの11の治療的要因の多くが働いているように思えます。また，看護の理論家でいえば，シスター・カリスタ・ロイやスチュアートの適応モデルから説明することも可能でしょう。しかし，いずれも少しずつ違う感じがします。

　リカバリー，当事者が自分を取り戻すためのWRAPです。ですから，援助するのではなく「お・て・つ・だ・い」する感じで，お互いに仲間として助けあう。それが精神科看護であるというならば，「そういうのもあり」だと私は考えてます。

　自分の苦い体験やどうしようもなく切羽詰まった状況を乗り越えてきた体験を，自分自身で問い直すこと。そしてそれは障害をもった人たちも同じであるということを心底から理解すること，それもWRAPの研修の一部ではないかと思います。

　サポートや助けを求める行動はWRAPのなかにもあります。治療や看護はWRAPから見ると，いい感じを取り戻すための一部です。視点の切り替え，それがこれからの精神科看護にとってとても大切だと思います。

　私は，WRAPとかかわってよかったです。

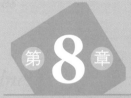

第8章
サポート—Support

第8章 サポート―Support

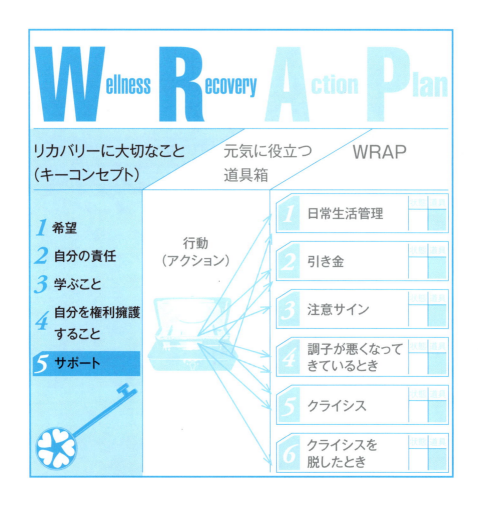

たとえば……こんな使い方
サポート

人は，自分ひとりで生きているのではありません。相互作用が働く関係性のなかで生きています。そこで「リカバリーが働く」ようにするためには，人間関係をサポーティブなものにしていくことが1つの「鍵」になります。あなたは，どう〈人間関係をつくって〉いますか？

わかっていたつもりでいたけれど

「世界をどう観ていく……か？」

そして，「その世界で，どんな行動をとっていくのか？」

サポートは，1つの世界の観方であり，行動原理だと思います。この世界を，「競争の舞台」ととらえるのか，「支えあいのシステム」ととらえるのか。「やった，やられた，倍返し」と展開させていくのか，「シェアして，ともに」進んでいくのか。

リカバリーのキーコンセプトの5番目は，〈サポート〉です。
リカバリーしていた人は，この〈サポート〉ということを大切にしていたというのですが，僕にとっては，意外にこれが難しく，身に沁み入るまでに，とても時間がかかっています。

子どものころ，僕は世界にはすべてがあり，互いに支えあっているものだと思っていました。しかし学校に通うようになると，そこには「競争」と「評価」が待っていました。自分から取りに行かなければ，手にできない。高い評価を得られなければ，次に進めない。それらのことができなければ，自分が恥ずかしい思いをすることになるし，家族に恥をかかせることにもなる……。強い緊張感，やっかまれるのが恐いので「全然してないよ～」と周囲を伺うようにもなりました。
仕事をするようになってからは，「できる／できない」ということがとても大きなものになり，それが生活の快適さにも直結しました。そして，競争に勝ち残る，というところから落ちこぼれた僕は，自分はダメな人間だと思うようになっていきました。そして，「私は私／あなたはあなた」「これはこれ／それはそれ」と，世界は閉じられました。

そのような状況のなかで，出会ったのが〈サポート〉でした。

第8章　サポート—Support

　本当に難しかった。わかったつもりでいても，本当は全然わかっていなかった。『いい感じにサポートしあえている』と思っていたものが，相手にとっては「負担だった」と言われたり，よかれと思ったことが逆効果ということもあれば，「誰も助けてくれない……僕は1人だ」という状況もありました。わかちあっていたつもりが，いいように利用されていただけだった……と思えるようなことさえ起きました。次第に，バカをみるのはもう嫌だ，〈サポート〉なんてないのだと，「やった／やられた」の世界にしばしば入り込み……その度ごとに「サポート，サポート」と世界を広げることを考える。「競争」なのか，「支えあい」なのか，葛藤しながら進んできました。

　そして，いま，じんわりと自分のなかに，少しずつ入ってきている気がします。そして，世界が確実に変わってきています。

　本章は〈サポート〉。リカバリーの最後の「鍵」。
　「サポート」は，1人では成立しない，何かしらの「他者」の存在を要する概念です。そして，「相互作用」が強く作用するものです。
　〈サポート〉について，あるワークショップのなかで，メアリー・エレンさんはこのように語っています。

　サポートについては多めに時間をとることにしましょう。この作業はすべての鍵になることなので。自分を頼りにすることが大切であると同時に，人にサポートを求めることはとても，とても大切なことです。残念なことに，これは，多くの人にとって難しいことでもあります[1]。

　「サポートの働く世界」とはなんなのか。僕自身に起きた変化を書いていくことで，〈サポート〉についての探求を，みなさんとともに，見つめていきたいと思います。そして，可能ならば，みなさんの感想や体験も，聞かせてもらえたらと思います。1人の経験だけでは，とても手に負えないと思うから。

ご意見やフィードバックをお願いしたうえで，書き進めていくことにいたします。

「助けて」が言えないでいました

　〈サポート〉，これはとてもとても，苦手な分野でした。
　僕は子どものころから，「手伝ってほしい」とか「助けて」が言えない子どもでした。さらに幼かったころは，〈サポート〉はあってあたりまえだと思っていたと思いますが，学校に通うようになると世界が変わってしまったことは先に述べたとおりです。「手伝ってほしい」と言えば「能力のない人間」に，「助けて」と言えば「弱い人間」に思われそうで，自分から〈サポート〉を求めることが，できなかったのです。

1) 小学生のころ

　しかし，大変なことは起こるものです。小学生のころ，冬休みになると「絵を書いてくる」という宿題が出されましたが，僕は絵がとても苦手で，ずっと後回しにしていました。きっと思い悩んで黙り込み，家のこたつで固まっていたのだと思います。そして母親に泣きながら相談したような気がします。『それならば』と，母親が代わりに絵を描き，僕はそれを学校に提出したところ，なんと「銅賞」に選ばれてしまったのです。「それは母が描いた絵です」とは言えないし，母にも「銅賞をとったよ」とも言えない，どうにも複雑な，そして誰にも言えない出来事になってしまいました。
　みなさんも，ちょっとズルしたこと，ありました？
　また，小学生のころには，トイレに行くことが恥ずかしく，オシッコはいいけれども，おっきなほうは行くといじめられるというか，まわりに騒がれるので行けないということもありました。そのため，それは朝礼のときだったのですが，我慢して我慢して，結局……ということがありました。
　みなさんにも，恥ずかしくて誰にも言えないことってありますか？

2) 中学生のころ

　また中学生のころ，上級生に呼び出されて，理由も言われぬまま教室に連れ込まれ，羽交い締めにされたことがありました。とても怖かったし，なんでかわからず悲しかった……僕が上級生に連れて行かれる姿を見送っていた同級生の姿もチラチラ頭に浮かんできて。早くこの時間が終わらないかな……と思い，ひたすら時間が経つのを待ちました。こころと体を切り離そうとしていたことを，思い出します。とにかく，無力感。体格の大きな上級生に押さえつけられている体を，自分の体だと思いたくない，自分の体だとしたら惨めすぎる，そう思って体をこころから切り離していました。授業開始のチャイムが鳴ると同時に解放され，「早く，教室にもどれや」と追い出されました。

　教室に戻ると授業がはじまる直前で，何が起きたのかを同級生に聞かれることもなく，また自分から話すこともありませんでした。それからの記憶はあまりないので，自分も授業についていこうとしたのかもしれません。

　その一件から，学校が怖くなりました。しかし，いま思うと変なのですが，呼び出されたことや，羽交い締めにされたことを，次第に「自分はかまってもらえる存在なのだ，怖いけれども，かまってもらえる存在であることはありがたいことなのだ」と思うようになっていったのでした。

　みなさんには，体験した「理不尽」からこころを護るためにした「合理化」ってありますか？

3) 高校生のころ，そして……

　また，どうにもおかしな夢がチラチラと頭のなかにやってくるようになり，起きていられなくなった高校生のころ，しかし親には「最近変だから，病院に行きたいのだけれども」と言えないでいました。

　みなさんには，わかってもらえるはずがないと諦めて，近くの人に相談できなかったことって何かありますか？

◆

　そして，僕は，「世界なんてわからない」と次第に思うようになり，〈サ

ポート〉とはごく稀に起こること，それは特定の決まった人と，とても貴重なときにのみ起こるもので，日常的には存在しないものと考えるようになりました。そのため，世界は外に出れば敵ばかりで，人生は自分で力を身につけて乗り切っていかなければいけないもの，自分を満たしていきたいのならば「競争」して勝ち取らなければならない，そう思うようになりました。

みなさんは，どんなふうに世界をみて，社会に出ましたか？

信じていいの？

1）極端な人間

そして僕は，「頭」と「こころ」と「行動」がチグハグな「極端な人間」になりました。

おそらく，自分の考えや意志，そのときの気持ち，そして実際の体を切り離していったのだと思います。そうなると，他人の話が聴けなくなっていきました。僕のためにと思ってのアドバイスも受けつけられず，頑なになっていきました。ロックが好きだったので，高校では「似合わない」と言われても，髪を伸ばしていました。毎日のように，「髪を切ってこい！」と言われていましたし，そのうえ赤いジーンズに絞り染めの派手なTシャツなんかを着ていました。人と違うことが「価値」であり，人のアドバイスを受け入れることは「敗北」だと思っていたのです。

さらに，自分はこの土地（新潟の田舎）に生まれたから理解者に出会えていないのだ，東京に行けばなんとかなる，東京に行こうと思って大学で上京したのですが，うまくいきませんでした。もちろん，小学校，中学校，高校，大学，社会人と，それぞれの段階で仲良くなる人は現れましたし，夜中に7時間も長電話をする友達や，「いまはまだお前は理解されていないけれど，お前はスゴイと思うよ。何かやろうって人はさ，最初は理解されないものだよ」と言ってくれる友達もいました。本気で心配してくれる友達も。

しかし，僕は，その人たちの言葉で自分を下支えしながらも，いちば

ん強く思っていたのは，自分の理想の追求でした。いま思えば，本当に，一緒にいる人の存在を感じることができずにいたのだと思います。常に自分のありたい姿が頭を占め，ともにいる友達や，周囲の人々を感じられないようになっていたのです。

2) 閉じた世界

いま振り返ると，そんな僕をずっと支えてくれていた人たちに，とても大きな感謝と，悪かったなという気持ち，そして人としての大きさを感じますが，当時の僕はそういう気持ちを抱けずにいました。

僕は，閉じた世界にいました。たまに息継ぎをするように外に顔を出しますが，空気を吸ったらまたすぐに自分の世界に入り，自分の世界ばかりを探求していました。「自分は天才詩人だ。理解されないのは，時代が悪い」と言い放ち，一緒にいる人を，その優しさや，痛み，淋しさを，感じられないようになっていきました。さらに病気はひどくなり，家で暴れることもありました。いろいろことをうらんでいました。妻は，仕事をしながら，僕の無謀や，暴言に耐えていました。「優しいところもあるから」と。

そして20代の終わりに生活が破たんし，苦労しつつも，障害者年金を受給するようになりました。しかし，それだけでは生活ができず，経済面をなんとかしようと思い，病状もひどいときでしたので生活保護について相談してみると，「奥さんがいるんですね」「はい，でもこの世帯分離というのでお願いします」「それは，できませんね。単身でないと生活保護は出せませんね」。このやりとりを，数年くり返すことになりました。そして，とても疲れてしまい，妻や，親や親せきとのやりとりを経て，離婚。

「離婚してから来てください」と福祉事務所の窓口で言われ続けたこと，「はい，離婚してきたのですね。では，次の手続きを」と言われたこと，「ご実家の資産を調べさせていただきますので，電話をかけます。何番ですか」と電話をかけられることも，本当につらかった。これまでの30年間の何もかもがなくなっていく。すべて身ぐるみ剥された。それが，当時の実感でした。必死で「助けて」と言ったのに……どうにもならなかっ

たという無力感。「命だけが残った」という想い。僕は、「意味」をなくしました。

一方、「社会」の側にはいつも「意味」があるようで、うらやましかったのです。1人になったアパートで、眠れない夜が明けて、朝の8時くらいになると、隣の家の住人が仕事に出かける音がするのです。その音を聞くたびに『いいなぁ、行くところがある人は』と思いました。離婚したことは人に言いづらく、仕事をしていないということも言いづらい。結果、人には「体を壊して、自宅療養をしています」と話すようしました。

しかし、やはり1人でした。そして、病状もひどく、他人や社会をうらみましたし、うらやみました。そして、自分の想いや言葉は、行政の人にも、診察室でも伝わらない。そして病気がよくなる見込みもない。社会は「敵」。

3) 助けてくれた人

そうした想いを抱えて生きてきたので、「あなたの想いを私が市役所に伝えてみます」と言ってくれる人が現れたときには、本当に救われた気がしました。その人に任せると、「まずは、部屋の掃除ですね」ということで、市のサービスを使って掃除をしてもらうことができるようになったり、ヘルパーさんが来てくれるようになったり、「福祉事務所とのやりとり、無理ならしなくていいですよ。手紙もこちらで預かりますよ」と、僕の心配事をも解消してくれました。交渉の代行もしてもらえる……助かりました。1人じゃできないことも、ソーシャルワーカーさんが入ることでこんなにも変わるのだということを経験しました。

全部自分でしなくてもいいのだ。これは久しぶりの感覚でした。〈サポート〉は、手を伸ばしてみたら、伸ばし続けていたら、あったのです。時間はかかりましたが、サポーターが現れました。

4) 閉じられた世界が、開かれる

そして、自宅に来ていたヘルパーさんに「新しい施設ができたから、行ってみるといいですよ」と言われ、通い出した「クラブハウス」で当事者

の友達ができ，僕は変わっていきました。

　クラブハウスに通うようになって2年が経ったころでしょうか。友達にこう言われました。お互いの「いま大切にしていること」について話しているときのこと。

　「まーくんは，怒らないから卑怯だよ。俺は，ちゃんと自分の気持ちを話している。でも，まーくんはちゃんと言わない。ニコニコしちゃって。怒りたかったら怒りなよ」。

　その言葉を受けて，僕は「だって○○じゃん！」と，「怒る」ことをしたのです。それに対して，その友達も意見を返す。そのやりとりのなかで，僕は，お互いにわかりあうという体験をしました。
　このとき「怒る」手前にあったのは，「信じていいの？」という感覚でした。目の前がパカーンと開かれる体験でした。

転換点……変化したこと

　振り返れば，僕は，突然の理不尽を受け入れることができず，そこからくる傷つきや，恥ずかしい想いをしたということを認めることができないために，自分の世界を閉じました。そこには，大切な人に恥をかかせたくないという思いもありました。
　そして，自分の理想や，理念を追求しようと意固地というか，一直線になりました。一直線で頑なであるなら，何が起きても，自分の責任だと思えたし，自分でも納得できると思っていました。怯えるたびに，こころや，考え，そして行動は閉じて，一直線になっていきました。
　しかし，一直線であるということは，いろいろな変化に対応できるということではありませんでした。仕事ができなくなったとき，気持ちがすれ違ったとき，誤解が生じたとき，何か新しい変化を求めたときに対応できるものではなかったのです。人と生きているのに，他人のいない世界。自分1人で突っ切っていく……支えあいやわかちあいのない世界……。

いまから思えば，うまくいくわけがありませんでした。
　メアリー・エレンさんはこう言っています。

　サポート（support）―自分が元気でいるために努力するのはあなた自身なのですが，人からサポートしてもらうことと，人をサポートすることは，元気になり，生活の質を向上させることの助けになります[1]。

　「閉じた世界」にいるのか，「開かれた世界」にいるのか。これは〈サポート〉を考えるうえで，自分を振り返るために，自分に問うていること。「閉じられた世界」では，異物がやってきたときに，どうしても「どちらが正しいか」「どちらが上か」という価値判断がやってきて，結果「勝ち負け」「優劣」の評価判断へと行きつきます。それが，「開かれた世界」では，異物がやってきたときには，（居心地の悪さは生じると思いますが）お互いの相互交流の後に，もと居たところとは違う場所に，つまり双方が存在する「未来」へと向かうということが起こり得ます。どちらか一方が正しく，もう一方は消え去る運命ということではなく，どちらもともに居られる未来が現在に現れてくる感じ……。そして，それを生み出すのが，〈サポート〉という考え方なのだと，僕は思います。
　そして，こうしたところから，僕は人間関係において「お互いさま」という考えを大切にしようと思うようになりました(図1)。どちらか一方ではなくて，「お互いさま」。そのことを意識することで，〈サポート〉の働く関係がつくれると思うのです。そして，僕にはそれが合っているようです。「ともに居るために，あなたか私」，ではなくて，「ともに居ることも，あなたも私も在る」世界。

〈サポート〉の働く世界

1）〈サポート〉の反対

　〈サポート〉の反対は何かと考えたとき，かつては「邪魔」「いじわる」だと思っていました。しかし最近では，「奪いあい」がそれにあたると思う

第8章 サポート―Support

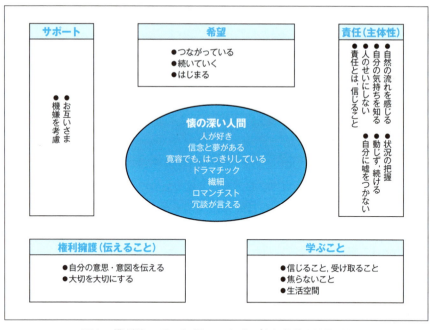

図1　僕が使っている〈キーコンセプト〉部分のWRAP

ようになりました。「支えあったり，わかちあったりするサポートの関係」と「争ったり，奪いあったりする競合の関係」。

　WRAPでは，関係性が「サポーティブ」なものであるときに，「リカバリー」は起きていると観ています。そうした関係性のなかでは，「助けて」「手伝って」ということが言えると思いますし，「どちらか一方」ではなくて「どちらも」という考えが成立すると思います。そして，こころのなか，意志のなかには，「不信感」ではなく「信じること」があると思います。誰もがそんな世界で生きていきたいと思うのではないでしょうか？

　しかし……「持っている」ことが幸せだと思って人は，「持っている人」「有るところ」から何かを「奪う」。そこに正当な理屈をつけて，「仲間のために」「理念のために」と戦略的にさえなって手に入れようとする。あるいは，さびしさから，嫉妬からも，人は人のものがほしくなり，奪っていく。そして奪われたほうもまた，取り戻すために何かを「奪う」ことをし

ていく。それは，具体的な物やお金に限らず，もしかすると，誇りやアイデアかもしれません。

2) 〈サポート〉と〈希望〉

　こうしたことは，たくさん起きていると思います。僕も，そうでした（いまでも，こうした欲望がむくむくと湧いてくることがあります）。しかし，〈サポート〉という見地から世界を観て，行動を起こしてみると，「奪っていくと減っていく」けれど「わかちあえば増えていく」と思えるようになりました。そして，WRAPに出会い，リカバリーしてきた人たちに学んでみようと思って，自分の世界の観方や行動の原則を〈競争〉から〈サポート〉に変えていくと，この世界は〈サポート〉が働いているときのほうが，そうでないときよりもよい回転していると実感するようになりました。それは，〈サポート〉から世界を観て，行動をしたときに，次に起きてくる出来事は〈希望〉あるものになっていくという経験をしているからです。

　僕が〈希望〉を感じるのは「人とつながっている」ときなのですが（図1)，「奪いあう」という観方に陥ると，僕は当の〈希望〉の感覚から遠くなってしまいます。反対に「サポートしあう」という観方に立って，僕は自分の〈希望〉の感覚を強く感じることになるわけです。

　大変なときには，〈サポート〉を求めることができ，反対に自分のできることを使って，誰かをサポートしていく……。「奪いあう」のではなく，お互いに「サポートしあっていく関係」。そして，誰にもリカバリーが効く社会。そんな世界に生きることができたら，と思います。

3) ついこの間の出来事から

　6月，福島で行われた，日本精神科看護協会の学術集会での出来事。そこで僕は，友人の看護師の"コモンくん""プリティこなりさん"たち（いずれもWRAPネームです）と『体験WRAPワークショップ』を企画していました。「WRAPを看護の世界に！」という想いのもと，ここ数年取り組んでいて，2人にとっても，僕にとっても大切な企画。

　しかし，僕は別の学会への参加も決まっており，参加は最終日でない

と不可能という状況でした。そこに，メインの企画者である"プリティこなりさん"による別企画も重なり，WRAPの企画は2日目での開催という通知を受けました。『それならば，僕は今回，参加は無理かな』と思っていると，先の友人2人が「交渉します。自分もWRAPかかわりたいけど，そっちはねてるさんに託します。WRAPの企画が3日目になるように交渉します」と言ってくれたので，日程とメインの企画者を変更しての開催となりました。みんなの想いを受けて，僕も前日の仕事を名古屋で終えて，急いで福島に駆けつけ，ファシリテーションをするに至ったのでした。

「自分が，自分が」ではなく，実現したいことのためにお互いにサポートしあい，物事を進めていく。そんな世界に居られることを，とても幸せに思っています。

WRAPクラスで使用されるコープランドセンターの『WRAPスライド』では，この〈サポート〉に関するスライドがもっとも多いのですが，〈サポート〉に関する最初のスライドは，

「強力なサポートシステムをつくり維持する」

という言葉ではじまっています。

リカバリーができる未来を「現在」にするために

「世界をどう観ていく……か？」

「世界をどう観て，〈その世界で〉，〈自分は〉どんな振る舞いをしていくのか？」

それぞれの世界観。それにもとづいた1人1人の行動。それを受けての相互作用。そのことによって世界が展開していくのなら……。
1人1人（つまり，あなたの，そして私の）の，1つ1つの世界の観方と，

行動が，未来を現在にしていくのなら……。

　みなさんは，「世界をどう観て，〈その世界で〉，〈自分は〉どのような振る舞いをしていきますか？」

　最近こんなことがありました。
　出張を終えた夜の11時。東京駅で新幹線を降りて，乗り換えた地下鉄の車内。大きなスーツケースを車内に持ち込み，座れたらいいなとシートを見ると，端から2番目の席が向かい合わせで空いていました。すると，大きなスーツケースとくたびれた僕を見て，空席の隣，端の席に座っていた人が席を立ち，向かい合わせの空席に移動し，席を譲ってくれたのです。
　「端っこのほうが，大きな荷物，楽ですよね」
　一期一会。見ず知らず。でも，こちらの様子を察して端の席を譲ってくれたのです。とても助かったことを覚えています。
　最近，こうしたことが増えているような気がします。僕の観方が変わり，そこに意識が向かうようになったからなのか，時代が〈サポート〉に向かって動いているのか，その源はわかりません。しかし，〈サポート〉が働いている場面を目にする機会が増えています。そういう場面に出会うと，暖かい気持ちになり，僕もそこに参加しようという気持ちがこみあげてきます。
　そして，普段の暮らしのなかでも〈サポート〉。たとえば，「明日起きれないから起こしてほしい」と，それほど気張らずにお願いできるようになっていたり，「ああ，これを贈ったら，あの人は喜ぶだろうなぁ〜」という感覚が自然と起こるようになりました。少し自分が大変なことになりそうでも，お互いのよいと思えることを，時間をかけてでも探すようになりました。いまは，"人とともに生きている"感覚が確かにあります。

　世界は，開かれた関係性のうえにあるのが自然なのだと思います。「これは自分のものだから」とギュッと手を握りしめて所有しているのではなく，手のひらを開いて離すことはあってもつながっている間柄。"所有し

第8章　サポート—Support

ているから"ではなく,"大切だから"という理由でサポートしあっていく関係性。もっと競争して自分のものにしていくということではなく,わかちあって,ともに何かを創っていくこと……。

ファシリテーションの世界では,「『競争』から『共創』へ」という表現がされています。「win-win」とも「ギブ＆テイク」とも少し違う,「競争」ではなく,「共創」の世界観。ここでは,〈サポート〉が働く,ということを信じることができるかどうかが鍵になると思います。

本章もそろそろ終わりになりますが,いかがでしたでしょうか？
〈サポート〉。僕は,かつてそれは「偶然による奇跡」のようなものだと思っていました。しかしそれは,意識して,その観点で世界を観て,自分で行動をとることで創り出していける,維持できるということ……を知りました。そしてそれは,大きな,大きな「鍵」でした。

おしまいに,僕がみなさんに聞いてみたいのは,次のこと。
「あなたが,人間関係で大切にしていることはなんですか？」

そして,あなたは……
「どう世界を展開させたいと思っていますか？」

〈引用・参考文献〉
1) メアリー・エレン・コープランド：メンタルヘルスのリカバリーとWRAP（日本語版ホームページ）. http://www.mentalhealthrecovery.com/jp/copelandcenter.php*
2) メアリー・エレン・コープランド：メンタルヘルスのリカバリーとWRAP（英語版ホームページ）. http://www.mentalhealthrecovery.com/
3) DVD『わたしの元気つくり。～メアリーエレン　コープランドとのワークショップ（Creating Wellness）』. オフィス道具箱, 2009. https://www.wrapandrecoverybooks.com/store/

＊ used with permission of Advocates for Human Potential, Inc.

2015年8月号掲載
『WRAPを始める!』
第8回 サポート
サポーティブな関係をつくり,
維持していく(リカバリーのキ
ーコンセプト⑤)

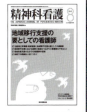

第8章 サポート―Support

Dialogue 8

サポート
―Support

増川ねてる×藤田茂治×松井洋子×村尾眞治
収録日：2016年3月14日

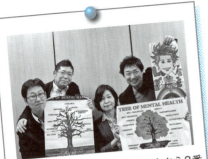

左が村尾眞治（むらちん）さんと左から3番目が松井洋子（ようこちゃん）さん。

はじめに

増川 こんにちは！ いやー，にぎやかだね。この人数でのダイアログって（笑）。やっぱしさ。

藤田 だね。

増川 あの……，実は……，むらちん（村尾さんのWRAPネーム），ようこちゃん（松井さんのWRAPネーム）……。

村尾 はい。

松井 なんですか？

増川 実は，このサポート以外のセッションは，僕とコモンくんと，もう1人との，3人でのダイアログだったの。

松井 あ，そうなの？

増川 うん。でも，この「サポート」は，ようこちゃん，むらちん，そして，コモンくんと僕って，4人でのダイアログなんだ。

松井 そうなんですか。これは，2人も初めてなんですね。

増川 はい。ね，コモンくん。

藤田 うん，違うね。わいわいしてる（笑）。

増川 キーコンセプトにおける「サポートSupport」って，サポート"システム"といえると僕は思うんだけれども。システムってさ，基本，1対1というよりは複数が相互に影響を与えあう双方向的で……それ以上か，な……とても複雑なもので，このダイアログではその辺も観たくてさ，ようこちゃん，むらちんとコモンくんと僕の4人でダイアログをしていきたいと思うのね。で，これは，みんなに聞いているんだけれども，2人は今回の話をオファーされて，最初にどのように思ったか，そこから話してもらってもいいかな？

松井 「WRAPのキーコンセプトのうち，

『サポート』ついてようこちゃんと話がしたい」と言われて，素直に「うれしいな」って。2015年4月横浜のリフレッシャー研修で仲間とともに「サポート」を深めたので，そのことを思い出しました。私自身，まわりに「サポート」を求められないタイプでしたが，かつて「サポート」に触れることで肩の荷が下りたという経験があります。「サポート」はキーコンセプトのなかでもっとも好きなところなので「このテーマで話ができてうれしい」って思いました。

増川　おお，それはよかった。

松井　はい（笑）。

村尾　私は「自分でいいのか？」という感想をもちました。WRAPのファシリテーターではあるのですが，WRAPに触れてからの期間は短いですし，それに個人的な生育に関することもあって……。

増川　差し支えなかったら，聞かせてもらってよいですか？

村尾　子どもころの経験から，「大人は信じられない，誰にも頼らず自分1人でやっていこう」という意識が強かったのです。しかし最近，個人的に非常に大きな出来事があり，誰にも相談できずに苦しんでいた時期に，ここにいるコモンくんに「大丈夫？　何かあったらいつでも連絡ください」と言っていただき救われました。やはりサポートは大切であるとあらためて実感できた出来事でした。

それに，いまねてるさんが「サポートは双方向的」と言ったように，私にも何かコモンくんやねてるさんをサポートできることがあるのではないだろうか……と考え，一旦は依頼を断ろうと思ったのですが，「自分の体験を語ることが誰かのサポートにつながれば」と思い，今日ここに来ました。

藤田　ありがとうございます。

増川　サポートを頼めない，というのには僕の場合，「恥の概念」が影響していました。むらちんの場合は，どうだったの？

村尾　正直私にも，そういった部分はあったと思います。

藤田　「頼る」というのは，自分が不完全であるということを自覚しなければいけないので，それを出せないという感覚は，僕もわかります。ただ生活をするなかでは，人はどこかで「頼れない自分」を自覚して，外に向けてサポートを求めざるを得ない場合が多い。しかし一旦求めることができれば，非常に機能するものなんですよね。

サポートの反対の世界観

増川　いまのコモンくんとむらちんの話で観える「サポートの世界」ってあると思うんだけれども，一方でさ，「サポートのない世界」ってあるでしょ。で，もしこの世界が「サポートのない世界だったら，どうかな？」。あるいは，「サポートのない世界」って，どんな世界に思います？　もちろん，これはどこかに決まった答えがあるって類の問いではないんですが……。自分の場合はってことで，話してもらえたら。

松井　孤立や孤独の世界かな。訪問をしていると，利用者さんが孤立をしてしまっているケースに出会うことは少なくありません。そうした利用者さんは，孤独な時

間が長くなりすぎて，心も体もカチカチに固まってしまって，人や物事に対して「開いていない」，人を寄せつけないようになってしまうことがあるんですね。「その人の存在が開いていないで，閉じてしまっている」という感覚は私自身について振り返ってみても，わかるような気がします。

増川　そのようなときに「サポート」に触れるとどう変わるのでしょうか？

松井　イメージとしてしか語れないんだけど，「開く／閉じる」ということではなくて，自分がサポートを受け入れるときには，流れていくようになる，循環するようになるという感じでしょうか。安心感といってもいいかもしれません。

増川　なるほど，ね。ようこちゃんの場合は，流れていくようになる，循環するようになる……か。むらちんは？

村尾　いま思い浮かんだのが，「裏切り」という世界観です。

増川　その感覚は，おもしろいね。

村尾　裏切られているからこそ，「閉じてしまっている」のだろうし，そこにサポートという鍵が入れば，「開かれる」……。病棟での経験を思い出しました。行政からの依頼での往診を経て強制入院となった患者さんのことです。私が担当させていただくことになったんですが，この患者さんはずっと個室（保護室）で体育座りをしたままで，なかなか私に心を開いてくれなかったんです。後からわかったことですが，この方は幼少時から両親に性的虐待を受け，小学生ではいじめを受けていた方でした。この方にとっては身近な人に裏切られ，つらい思いをしていたんですね。この人に心を開いてもらいたい一心で，私も個室に入り，同じようにただそばに座っていました。まさに心に鍵がかかっているようで，しばらくの間はなかなかよい反応は得られませんでした……。この患者さんの感じていたことと，私が子どもころからある時期まで――実際にサポートの大切さを理解できるようになるまで――抱いていた感覚に近いのかもしれません。

藤田　僕の場合は……，サポートの反対の世界観は……孤独やそれに続く対立やすれ違いだと感じるな。サポートに触れると，ようこちゃんが言ってくれたように，循環しはじめる，動きはじめるという感覚がある。点が線になるというイメージ。これはおそらくキーコンセプト自体にもいえることだと思います。

増川　点から線ということで言えば，サポートはほかのキーコンセプトをつなぐ糊のようだと表現している人もいるって聞いています。

藤田　なるほどね。では，ねてるさんは？

増川　僕にとってのサポートの反対は，「奪いあい」とか，「争い」という世界観なんだよね。「奪いあい」，「争い」の世界観で，縮小していくイメージ。一方，サポートの世界では，「増えていく」感じがある。「取る・取られる」ではなくて，お互いが分ちあうことで「増えていく」……。「お互い」ということが前提としてあるので，

　サポートをしてくれてありがとう。

　サポートを受け取ってくれてありがとう。

と思えるような世界観なの。この世界観

のほうが，リカバリーは確かに起きると思う。

松井 そうですね。サポートには，「あなたがそこにいるだけで『有難い』」という気持ちにさせられます。そこに気づくことができると，自分自身も他人も変化するんでしょうね。そこにはフラットな関係性があります。私自身，まわりに「サポート」を求められないタイプであったと言いましたが，そうした関係性のなかでは重い鎧を脱いでSOSを出しやすいですし，それを出せることで，すっと自分を他者に委ねることができるような気がします。

増川 自分自身も他人も変化するということでいえば，病気によって苦しんでいたときには，「自分は障がい者で健常者の人がまぶしく見えていた。ほんと，キラキラしていたよ。だから健常者の人は僕を助けてください」と，そんな感じがあった。キーコンセプトのなかのサポートに触れることによって，なんか変わったんです。すぐにではなかったです。徐々にではあったけど，変わっていった。そして，コモンくんとか，ようこちゃんとかに，ほんと，あのつらかったときにサポートを求めることができた。それは，健常者にとか，専門職にとかではなく，「僕のことを知っていてくれる人」に，という感覚だった。「健常者なんだから聞いてよ」とか，「専門職だから聞いてよ」ではない。

松井 はい。そうでしたね。

藤田 そうだよ。

増川 うん，ほっとするね。そして，僕は自分自身も他人も変化するということでいえば，病気によって苦しんでいたときに

は「自分は障がい者で健常者の人がまぶしく見えます。だから健常者の人は僕を助けてください」という思いを抱いていたんだけれど，キーコンセプトのなかのサポートに触れることによって僕が体験したことを伝えられたらと思ったし，他の人たちの話を聞きたいと思うようになれた。そこでは対立という世界観はなく，「お互いさま」という体感を得ることができたことが，本当に大きいな。

藤田 ねてるさんが，そうなってよかったと思うよ。ほんと，よかったよ。

増川 うん。コモンくん。ありがとね。だから，苦しいときには話を聞いてというときの感じは，別に「障がい者だから，専門職の人，話聞いてよ」じゃない。もっとも，「専門知識をもったあなたにサポートしてもらいたい。だから，お願いします」というのはあるかもしれない。でもそれだって，「専門職だから，困っている私にサポートを」というのとは違う。人と人なのか，役割と人というのか，あるいは役割と役割というか……。でも，この世界観は社会にいっぱいあるよね。これが社会なんだみたいな，そんな思い込みも事実あるよね。

藤田 僕はサポートのなかでいちばん大事にしているのは「お互いさま」という感覚なんだよね。もちろん，お互いという関係のなかでよいときも悪いときもある。つっかかれたり，つっかかったりすることもある。しかし，根本には「お互いさま」があるから，サポート（システム）が成り立つんだと思う。

村尾 先に話した「個人的に非常に大き

な出来事」には「お互いさま」はなく，あったのは対立とそれによる傷つけあいだけでした．

増川　サポートにしても，「奪いあい」にしても，「相互性」ってある……よね．そして，どちらもそれで強化されていく．そして，「サポート」ってさ，1つの「世界観」なんだと僕は思うんだ．そして，自分はどちらの世界で生きていきたいか？

「サポートしあっていく世界」

「奪いあっていく世界」

僕は，サポートしあっていく世界で生きていきたいと思うんだ．みんなと一緒にいたいから……．そして，僕もそこにいたいと思うの．そこで一緒にいたい人がいるからね．だから，「サポートしあっていく世界」を選択したんだと思うんだ．もともと，「人とのつながり」で「希望」を感じる人間だからさ（笑）．

病棟に目を向けたときに

藤田　では，病棟に目を向けたときに，そこに患者—看護師の間で「お互いさま」と，そこから発展するサポートの世界があるかどうかだけど……．やはりそこには「ケアする側／される側」という固定された関係性があるので，フラットな関係のなかでサポートしあうことが難しいんじゃないか．

村尾　何かをしてあげる，というのは（精神科）看護師にとって重要なアイデンティティですからね．

松井　私たち看護師は，何かをすることdoingに価値を見いだす傾向があって，存在することbeingへの意味については深く問われることは少ないように思います．私自身，存在することbeingの価値は，当事者の方々と交流するなかで，その意味を知ることができましたから．ただ，その人のそばにいて，時間と空間を共有する体験のなかで，自然に相手との距離や関係に変化が出てくるのです．ここに先ほど私が述べた「循環」が生まれてくると感じています．要するに，相手が「ありがたい」と思えるような「私」であるということが，「私」にとってのサポートである，という実感があります．

村尾　「時間と空間を共有する体験」は，まさに冒頭にお話した患者さんとのエピソードに関連します．裏切られ，自身を閉ざした患者さんのそばに何もせず座っているという時間を過ごしていくことで，徐々にその患者さんとの関係に変化が生じました．ほかのスタッフは「村尾は仕事もしないで，何をやっているんだ」と思っていたかもしれませんが（笑）．ただ，患者さんが急性期病棟から慢性期病棟に転棟し，その後，退院に向けたかかわりがはじまったんですが，ある日，私の勤務する病棟を訪ねてきてくれました．「あれ？　今日はどうしました？」とお聞きすると，「（急性期病棟にいたときには）退院もしたくなかったし，できないと思っていた．しかし村尾さんと会って『人は信頼できるのだ』ということを感じて，自分のなかに変化が起きた」「だから退院前に村尾さんに一言言っておかないと『ばちかぶる（罰が当たる）』」と言ってくれたんです．涙がでるほどうれしかったですね．

ただ，この患者さんは退院はされましたが自宅近くの病院に転院されたため，その後のかかわりはまったくなくなってしまいました。でもその後，風の便りで聞こえてきた情報によると，すぐに家族関係はぎくしゃくし，母親が蒸発するなど，家族は離散して，この患者さんは再入院することになってしまったとのことでした。入院中に家族支援（家族心理教育）を行うために家族に対してもアプローチはしていたのですが殆どできないままでした。

このケースを通して家族支援の大切さをあらためて痛感しました。病院の中でも家族支援に関してできることはたくさんあると思いますが，地域で患者さんや家族を支える体制をつくることの難しさと必要性を感じて，病院での看護から地域ケアに取り組んでみようと私自身の気持ちが変化していきました。

増川 まさに「お互いさま」をベースにしたサポートシステムがあることで，患者さんが変化したし，むらちん自身も変化した。言ってみれば，新しい世界が「共創造」されたわけですね。ふと思い出したのは，まだ自分が「自分は精神病者だ，精神障がい者だ」とこだわっていたときにU理論の友だちから言われた言葉です。彼は，精神科とは関係していない人なんですが，そして，いわゆるビジネスの人なんですが，あるとき，僕に言うのです。「いつまでも，ねてるが『自分は精神障害がい者だって』言うのを聞いていると，こちらも悲しくなるよ。そう思っているのはねてるだけなんだよ。俺たち，そんなふうに思っていないのに。ねてるがそういうから，悲しくなるんだ」と言いました。衝撃でした。自分が，自分を障がい者だと思っていることで，つらい思いになっている人がいる。それは，僕にとって，ものすごく大きな……「衝撃的な事実」だった。

藤田 そうだったんだね。僕にとっても，「ねてるさんはねてるさん」だけれどもね。

松井・村尾 はい（笑）。

村尾 最初っから，そうでした。

藤田 （笑）。それで，ね，サポートという話からは少し離れるかもしれないけど，よりよい相互関係は，お互いに「応える」というところに意味があるのかもしれないね。僕自身，サポートシステムが動いているときにはむらちんに「応えた」ように，誰かに「応えたい」という思いが自然とわき起こる。損得などは考えないで，「あの人に応えたい」という思い，だよね。

増川 自然と，というところがいいね。

藤田 こうしたことが，いまの精神科入院医療においても起こりうると思うんだけど……。

松井 私もできると思います。自分が患者だとして，看護師に望むのは「自分の気持ちを聴いてくれる」ということでしょうね。そばにいて，私自身をすべて受けていれてくれたら，うれしいでしょうね。

村尾 病気ではなくて，自分のありのままを見てくれるというのは，安心感がもてると思います。

増川 僕が19歳のとき，初めての入院で出会った看護師さんがそのような人だった。初めての精神科入院。僕は，大学生。新潟から上京した，その年のこと。19歳の

第8章 サポート―Support

僕は言うの。
「僕は文学をやっています，作家に，詩人になりたんです」って。そうしたらさ，「どんな作家が好きなの？」と聞いてくれて。僕は，「いまは，島田雅彦を読んでいます」って答えたら，「私も好き～」って。そして，「じゃあ，読み終わったものがあるから，プレゼントするね。今度，持ってくるから。でも，みんなには内緒よ」って，普通に会話ができたんです。ちょっと年上のお姉さん。すごくうれしかった。自分をわかってくれて，しかも自分の好きなことを，いま興味をもちはじめたことにすでに興味をもっていて，やってる人に出会って，しかも応援もしてもらえる！ すごくうれしかった。

だから，僕は入院に悪いイメージがないのかもしれない。最初の入院で出会った看護師さんがよかったから。入院して，そうしたら「自分のことをわかってくれて，しかも，応援してくれる人がいるんだ」って思ったのが，最初の入院体験だったから。絶対に，作家になるって思ったもん。そして，それは，いまでも僕をこうやって執筆作業に向かわせてくれている。

あと，上司のような人に「話はそれぐらいで業務に戻って」と指示されても「もう少し話そうか」と言ってくれた看護師さんもいましたね。彼は，きっと僕より年下で若い人だったのだけれども。とても救われた。上司には，遠くで怒られていたけれども……（笑）。

松井 相手に対するかけがえのなさ，目の前にいるその人を大事にしたいという気持ちがあって，そこに相互作用が生まれ，お互いに分ちあうものがある。その感覚に，場所つまり地域も病院も関係ないのだと思います。

看護師がWRAPを経験する意味

藤田 今回の一連のダイアログでは，WRAPが「療法」ではなく，読者の方，WRAPユーザーがつまりここでは，これを読んでいらっしゃる看護師みずからが，「自分のWRAP」をつくり使っていく……。「WRAP」というものはそういうものだということを強調しているんだ。その体験を経て，みずからのリカバリーに目を向けられることで，目の前の患者さんのリカバリーを信じられるようになる……。この本のねらいはそこにある。しかし，どうしても（それが看護師の美点ではありますが）「患者が」というところが先に立ち，自己への内省を疎かにしてしまう傾向があると思う。WRAPは「自分の取り扱い説明書」である以上，自己への内省が欠かせない。この点が看護師にとってWRAPへのとっつきにくさ，だと思うんだよね。誤解を恐れずにいえば，看護師は「看護師である」という非常に強力な鎧を着ているので，それを脱いだ「素の自分」に目を向けづらいのではないか……。

松井 精神科看護の本質は，自分自身を洞察し，自己理解を深めるということを通して相手を理解することにあると思います。そして究極的には，自己理解を深めたうえでの治療的自己活用――自分自身を活用することで，そばに寄り添い，共感

的理解に至り，相手の気持ちを癒していくこと，今回のダイアログでの表現を使えば，相手の心を「開いていく」というのが，精神科看護師のもつ専門性。重要なのは，そうした自己理解を深める作業は，相手がいなければ進められないという点だと思います。相手がいるから自分も成長できる。そう考えると，精神科看護とWRAPの相性はそれほど悪くないのではないでしょうか。

村尾　私自身も訪問看護に携わるようになってからも「患者さんに何かをしてあげる」という意識が抜けませんでした。そのなかで行われていた看護は，自分の価値観が全面に出てしまい，相手の価値観への配慮がないものでした。たとえば，私は綺麗好き，整理整頓好きな両親のもとで育ったために，利用者さんの家が雑然としていることに違和感をもっていました。あるとき，そのようなお宅に訪問させていただいた際に，「今日は片づけをしましょう！」と申し出たところ，「何様だ！出ていけ！」と激怒されてしまったことがありました。このときには，先ほどようこちゃんが言われた，自分の価値観を振り返ること――自己への内省ができていなかったのでしょう。

藤田　では，「WRAPは気になるけど躊躇している」という方にはどのようなメッセージがあるかな？

松井　やっぱり自分自身が体感してないことを，相手と一緒に楽しむのは難しいもの。それは精神科看護も同じで，自分が本当に経てきた体験だからこそ，それをケアの形で患者さんに届けられるのです。ですから，まずはどのような形でも体験することから初めてみてはいかがでしょうか。

村尾　私の場合，最初にWRAPに出会ったころは，どうしても「患者さんに対して用いるツール」という姿勢でした。ちょうどSST（Social Skills Traing：生活技能訓練）のようにとらえていましたね。しかし，それではしっくりこなかったんです。そこで気がついたのは，ツールはツールであるけれど，あくまで自分自身を知るためのツールだということでした（それこそ自分自身の取り扱い説明書なのです）。そこから「支援者としての私がWRAPを学ぶ」ということから，「自分のために学んでいこう」という意識へと変わっていったんだと思います。

ただ，ファシリテーターの資格を取得したとはいえ，まだまだWRAPを使いこなせていないという意識があるので，WRAPに関連したクラスがあればいろいろと出席して，みなさんの体験を聞いてみたいと思っています。

1つの「鍵」としてのサポート

増川　サポートはシステムである以上，とても複雑に相互の要素が影響しあっていて，「これはこうだ」と整理してとらえることはできない領域だと思ってるね。そこを4人でダイアログしてきたわけだけど，そうしたら「お互いさま」「循環」「応答」「共創造」などの，サポートのある世界観を示す「言葉」が見えてきて……。すっごく広がりのある時間だったよ。ありがとう

ございます。またサポートの反対の世界観も"現実として"あり、「対立」や「奪いあい」も世界中で、起きている。現実として、ね。

松井　そうですね。私たちはその2つの世界観を行きつ戻りつしているのだと思う。どちらがよいか悪いかということではなくて、ねてるさんの言うように"現実として"私たちはその2つの世界を行ったり来たりしながら生きているのだと思います。

増川　そうだよね。まぁ、よい悪いでいったら、僕は「奪いあい」より、「支えあい」の世界で生きたい。「やった、やられた、倍返し」ではなく、オッケー次はそれしよう！「仲間がいるよ」ってほうがいい。リカバリーができない社会より、リカバリーができる社会のほうがいい。一度こけたら終わりじゃなくて、リカバリーできる人生がいいし、リカバリーできる自分でありたい。そんなふうに思ってる。

くり返しになってしまいますが、サポートは「世界観」だと思います。「奪いあい」の世界と「サポート」の世界。どちらもありうる。しかし、リカバリーが起きるのは、「奪いあい」ではなく、「サポート」の世界……だということ。そう観ていくと、リカバリーの物語というのは、いわば対立・「奪いあい」の世界観から「お互いさま」に目覚めて、サポートのある世界観へ向けて歩みはじめる……というストーリーがあるのかもしれないね。

藤田　まさに、キーコンセプトのサポートという「鍵」でリカバリーへの扉を開いていくということだね。

増川　そう、それがリカバリーへの「鍵」であることを知らないときには、いつまでも対立や「奪いあい」の世界の中に留まるということになる……少なくとも僕は、そうだった。僕もそれが「鍵」だと知らなければ、たとえば対看護師とのかかわりでも「看護師は安定していてお金ももっているから、つらい状況にいる自分のことなどわからないよ！」と思ってしまうだろうし、看護師も「だったら看護師になればいいじゃないか！」と対立が深まってしまう。で

\ 私のWRAPです！ /

スケジュール帳に挟んで携帯できるような小さなノートにWRAPを書き込んでいます。自分の好きな色、手触りのよいノートに書くことも私の「元気の出る道具箱」の1つです。WRAPを見直すことは、自分自身をメンテナンスすること、自分自身を労い、大事にする、私にとってかけがえのない時間です。

松井洋子
（訪問看護ステーションみのり横浜）

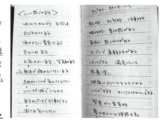

も,「お互いさま」……「サポートのレンズ」で世界を観てみると…まったく違う世界がそこにはある。「サポート」は「世界観」なので,1つの世界の観方,「レンズ」なんだと思うな。そして,どちらのレンズも僕らはつけることができて,それで違った物語が展開していく……。そういうことだよね。コモンくんとの関係でいえば,いま僕は,コモンくんの訪問看護ステーションを貸してもらって,WRAPクラスを行っていくという企画をしているのだけど,それは僕(たち)が「サポートのレンズ」で世界を観ているから。お互いに力をもち寄って,誰かに貢献できたらいいねって思えている。コモンくんの事務所をWRAPのワークショップ会場として使わせてもらい,多くの人がWRAPに触れることで,より豊かな社会がつくられていくというように……,と願うことができている。これが,「奪いあいのレンズ」で世界を観ていたら,「コモンくんは安定した職業,食いっぱぐれのない職業である看護師だ,何言ってんだ……」って,展開していく……その先は,考えるだけでも胸が痛む。でも,そこでまた,「サポートのレンズ」をつけてみると……。僕は,とてもほっとする。ほっとするし,あったかい気持ちにもなる……。

藤田　僕は僕で,僕だけでWRAPを広めるのは現実的に難しいから,ねてるさんの体験や知恵を借りたいと思うし。

松井　いまのエピソードは今回の話にぴったりだと思います。人と人がつながることで,気持ちが交流して,サポートがシステムになっていく。

村尾　いま思い起こせば,WRAPに触れた初期にはうまく自分のなかで腑に落ちない部分があって,その感じがしばらく続いたのですが,そんなときにコモンくんから「もっと深く学んでみなよ」と背中を押されて,新たな気持ちでクラスに出てみることで,少しずつ手応えを得てきた実感があります。

増川　そこもまさにサポートだね。

藤田　押しつけになっていなかった？大丈夫？

村尾　いや,サポートになっていました

\ 私のWRAPです！/

どこか出掛けるときに財布を忘れるよりスマートフォン（以下,スマホ）を忘れるとクライシスになるくらいのスマホ依存症の私は,スマホのメモ機能を使ってWRAPを活用しています。常に身近にあるため自分の道具箱を再確認することができますし,日常生活の中で「あっ,これは使えるな」と思ったらすぐにスマホを取り出してメモ機能に追加して記録したりしています。WRAPは使わないと意味がないので身近なスマホを活用しています。

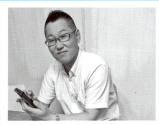

村尾眞治
(有限会社Taka.Co 訪問看護ステーションPURくるめ東)

よ，大丈夫です（笑）

　増川　いい感じに会話を抜けたね！　この物語は，そろそろエンディングだね（笑）。今回のダイアログを通じてサポートを多角的に語りあえたのが，ほんとよかった。「ダイアログしたなぁ」って思います。それに，僕は僕で，僕の好きな作家の本を（内緒で）プレゼントしてくれた，僕を最初に救ってくれた看護師に会いたくなりました。会って，「有難う」と伝えたい！　「本が出るんだよ」「僕をサポートしてくれて，ありがとうございました」ってね。

　藤田・松井・村尾　うわー，いいねー。それやろう！！！

Dialogue8　サポート―Support　了

WRAPと私

column 5

ともにLet's Wellness Recovery！

相澤和美（国際医療福祉大学大学院医療福祉学研究科）

WRAPとの出会い―パワフルなリカバリー・メッセージ

2009年夏,『リカバリー全国フォーラム2009』（地域精神保健福祉機構コンボ主催）で，はじめて増川ねてるさんと知りあいました。それが私とWRAPとの出会いでもありました。翌年からこのフォーラムの企画実行委員になったものの，まだよくWRAP知らないため，焦って増川さんに質問したところ，『元気回復行動プランWRAP Wellness Recovery Action Plan 2009』（久野恵理訳，メアリー・エレン・コープランド著）いわゆる『赤本』の表紙裏に図を書いて説明していただいたことを覚えています。そのとき私は，当事者の方からWRAPの基礎知識を教授していただいたことに感動し，リカバリーする力の確実性を確信した覚えがあります。「よい時代がやってくる」と希望の扉が開かれる思いがしました。

毎年開かれる『リカバリー全国フォーラム』では，増川さんによる「私のリカバリー宣言」と「WRAP」が対になって企画されています。私はそのたびに，ピアによるWellness Recoveryへの，喜びに溢れたパワフルなメッセージの洗礼を受けています。当事者が「私は，目覚ましをかけず寝ます〜！」「僕は，結婚するぞー！」と生活や人生への希望を，〈アイ・メッセージ〉で臆することなく発信するその力強さにいつも圧倒されています。

WRAPの魅力―私もあなたもWellness Recovery

WRAPは，精神に深刻な困難を抱えている人だけのものではなく，私個人（メンタルな問題で10年間服薬歴あり）の健康回復に関するものです。テーマ別にすると

「眠りのためのWRAP」「私の権利擁護WRAP」の「元気に役立つ道具箱」（自分の取り扱いArts：技）が，私のいまの関心ごとです。

健康と疾病の揺れ幅は，スペクトラムのなかで変化し，誰もがそのバランスを保ちながらステージを保ち，Wellnessを願っています。WRAPは，Wellnessとそのリカバリー
Recoveryのための「自作自演」のセルフケアそのものだと思います。だから私も，あなたも，自己責任によってWellness Recoveryができるのです。

WRAPでは，「元気に役立つ道具箱」づくりが楽しいと，私は感じています。そこでは，元気回復のために生活の工夫が役に立っています。つまり，元気回復の道具が外部ではなく「自分の手の内」にあるのです。この道具は，状況や時期によって変化し，また失敗から自分でつくり変えていき，自分に対してオーダーして実践してみるものです。こうした過程での成功や失敗の学びから「元気に役立つ道具箱」が，より自分にフィットしていくようになります。専門職によってなされる他者評価にもとづく方法ではどうしても限界があり，またリスクがあるという認識や価値観は少ないため，当時者はときにつらい思いをします。

私の場合は，服薬によって夜間に鼻骨骨折に至ったことや，肥満という弊害がありました。科学物質を体に取り入れ症状改善していくことは，専門職と当事者の間によい関係があったとしても難しいものです。そのマイナス要素を軽減するための「元気に役立つ道具箱」。それが私のRecoveryを後押ししてくれる秘薬（秘訣）です。

私の「元気に役立つ道具箱」づくりでは，湧き上がるアイデアを活かして「自分らしい人生のデッサン」を描き，決断できているため，生きているという充実感が得られます。希望に向かって自分をどう取り扱う（セルフケアする）か，それ次第で，可能性の扉を開かれていくというWRAPというシステムは，とても魅力的です。私は長い人生の旅路のなかで，ますますWellness Recoveryを楽しんでいます（「リカバ」っています）。

精神科看護におけるWRAPの可能性—自分が道具になる

精神科看護は，自分を道具として使う対人的プロセスといえます。そこでは対人関係の質が問われますので，自己洞察を深める訓練が絶えず必要です。つまり看護師である前に，"自分そのものの専門家"である必要があります。そしてその個人としての「私」は，日常生活のなかでWellnessへの希望をもっています。つまり「寝つきをよくしたい……」「わくわくするセカンドライフを楽しみたい」といった願望をもちながら苦戦している人間です。

WRAPは，そうした自分の希望や望みに対して，自分をファシリテートするというWellness Recoveryのためのシステムですので，まず「自分のWRAPをつくる」ことで変化への可能性が開かれていきます。私は，WRAPの初心者（ファシリテーター認定資格はもっていますが）ですが，WRAPをつくり，自分の対処法を意識していると，自分のもてる力がエンパワーされるという実感があります。またWRAPは，当事者・専門職の垣根のないグループ（Wellness Recoveryの仲間）のなかで生み出され，相互に影響を与えあうなかで，自分の取り扱う「匠」になっていきます。私自身，グループのサポートと信頼関係のなかで，自分のWellnessに責任をもち，自分の権利擁護をする力がついてきました。

　「自分が道具になる」。これは，精神科看護の出発点です。自分を道具として使い，「元気回復」する知恵と，WRAP仲間の可能性を信じられることは，精神科看護におけるWellness Recovery（健康回復）の基本といえましょう。

WRAPを体験する精神科看護師に向けてのメッセージ

　WRAPには，リカバリーに大切な5つのキーコンセプトがあります。そのなかでも「権利擁護（自分をアドボケートすること：Self-Advocacy）が，なかなか自分のなかに落とし込めないでいました。しかし，ある人との交渉（希望を実現する）において，自分をアドボケートする方法をついに見つけることができました。これで私は自分が不利益な環境に立たせられることが少なくなると，心強い気持ちでいます。それは，次のような対処法です。

- 自分の土俵で考え，自分の基準で判断することを大切にする。相手の土俵に引きずりこまれない。
- 自分を守り，大切にして，自分らしさを育てる。
- 自分の気持ちや考えを最後まで伝えつづける（それをサポートしてくれる人がいることに感謝しつつ）。

　看護師である自分に向きあって，WRAPを仲間と一緒につくっていきませんか？

　ともにLet's Wellness Recovery！

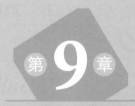

エンディング—Ending

Dialogue 9
エンディング
―Ending

増川ねてる×藤田茂治×宮本有紀
収録日：2016年2月26日

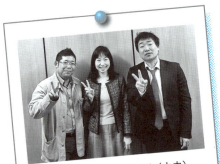

宮本有紀（ゆっきぃ）さん（中央）。

自分自身の体験としての5つのキーコンセプト

（このダイアログはp.195の「Dialogue7 自分を権利擁護すること―Self-Advocacy」の収録後，昼を挟んで行われた）

増川　で，ゆっきぃ。時間が，あと約2時間。次のダイアログにいってみたいと思うんだけれども，OK？　この後，詰まっているんだよね。

宮本　そうなの。予定が入っていて。ごめんね。ねてちんは？

増川　うん。僕も。この後さ，ほら，しんくくんの出版記念会だから。

宮本　ああ，そうだった。私，調整したけれども行けなくて……よろしく伝えてほしい。

増川　うん，もちろん。OK。コモンくんも，この後予定があるんだよね？

藤田　うん。そうなの。この後，訪問が詰まっているんだ。あと，2時間だね。どうぞ，よろしくお願いします。

宮本・増川　はい。　どうぞよろしくお願いします。

増川　では，ここでのダイアログ。キーコンセプトのダイアログの「締め」として，ゆっきぃがキーコンセプト全体についてどんなふうにとらえているか，聴いてみたいんだけれども……。

宮本　私自身はキーコンセプトについて，あえてこうした言葉（希望，責任，権利擁護，学ぶこと，サポート）としてとらえてはいなかったけど，リカバリーの過程にこれらがあるというのは，自分自身の経験に照らし合わせても，「うん，そうだよね」と腑に落ちる感覚が私としてはあるのね。真実を言っているな，という感覚もある。それを踏まえていえば，私は5つのキーコ

ンセプトについて，1つ取り上げて云々するものではなくて，すべてつながっていて，そこに順序はないんだと思ってる。

増川 キーコンセプトって，「うん，そうそう。自分の経験と重ねてみると確かにそう」という感じだよね。僕も，ほんとそう。

藤田 キーコンセプトありきで考えるのではなく，自分の経験と重ねて「そうだよね」と思えるのがポイントだよね。

僕の感覚ではキーコンセプトは地図，それも航空写真で撮影した地図のような感じかな。日常生活のなかではいろいろなことが起きて，それに巻き込まれて自分の立ち位置が見えなくなってしまうことがある。しかしこのキーコンセプト＝地図があれば，全体が立体的に見渡せるようになり，元いた場所に戻ることができる……自分にとってキーコンセプトはそのような存在。

増川 俯瞰できるようになるという感じ？

藤田 そう。「Dialogue4 希望―Hope（p.117）」で話したとおり，自分は自己顕示の欲求が強いんだけど，その方向に向かうと物事がうまくいかなくなるの。それで地図で点検してみると「ああ，こっちじゃないな」と正しい道に戻ってこられる感覚がある。

宮本 なるほど。少しわかるような気がするな。私にとって，いま藤田さんが仰ってくれたものにあたるのが，「いい感じのときの自分＝ありたい自分」ということなのかもしれない。

増川 さっき，ゆっきぃがキーコンセプトは「すべてつながっている」感じがあると言っていたけれども，5つのキーコンセプトがうまく流れてるときは，僕はやはり「いい感じの自分」としていられると思うのね。イメージ的にはキーコンセプトの5つの歯車がぐるぐるとまわっている感じ。そこに僕の感覚を加えるなら，その必要があるときには5つのキーコンセプトを1つ1つ点検していって，何かあったら修正していって，そしてまた，ぐるぐると歯車を回していく。

宮本 そう，そういう感覚でもあるよね。

増川 歯車ということで思い出したのですが，「"5つの"キーコンセプトと言いますが，6つ目はないのですか？」ということを聞かれることがあります。それに対して僕は，「それは，わかりません。あるかもしれないし，ないかもしれない」と答えています。

宮本 うん。

増川 ……僕としては「わからない」としか言いようがないんだよね。わかっているのは自分自身の体験として，これらの「5つのキーコンセプト」が動いている，ということだけで。そして，WRAPは，リカバリーしていた人たちのことを記述してみたら，こんな感じだった。というところから始まっていると思うんだけれども，「リカバリーしていた人たちは，この5つのところに意識が向いていた」ということと，そのことを知って，「では自分も！」とやってみたら，その人たちにもリカバリーが起きていって……。

というのが，このキーコンセプト。そして，そのことを知った僕も同じようにそこ

第9章　エンディング―Ending

に意識を向けていったらリカバリーが起きた！　……これはもう，ほんと驚くべきことだよ。なので，この「リカバリーのキーコンセプト」って，「これらがあるとリカバリーできるもの」というより，そうではなくて，「リカバリーしていた人にはこれらがありました」という類のもの。ここって，すごく重要なところだと思う。ここを間違えると，因果が逆になっちゃうから，変なことが起きると思うの。

自分の体験を語ってほしい

宮本　そう，ほんとにそう。ねてちんが言ったように「自分自身の体験」がもっとも大事で，逆にいえば，そこがズレていると，とてもムズムズしちゃうな。

藤田　たとえば，どのようなときにズレを感じるのでしょうか？

宮本　WRAPクラスで「希望」について扱うようなとき，大前提として「希望」は「明るいもの」ととらえられていると感じるときがあるのね。もちろん，その人が自身の体験を通じて「希望＝明るいもの」という感覚を伝えてくれるのであれば，こちらもそのまま受け取れるんだけど，自身の体験を通さないで「希望ってみんなこんな感覚でしょう？」と断定されると，「んん？」と思ってしまうときがあって。

私自身は決して「希望＝明るいもの」とはとらえていなくて，「このままじゃ嫌だ！ここから抜け出したい！　ここ（この状態）から出るためにとりあえず何かしなければ！」と思った，そのときの感覚が，自分にとっては希望の感覚なの。

自分の大事にしてるものや自分の感覚は当然自分のものであって，ほかの誰かのものとは違うもの。これは「希望」だけに限らず，キーコンセプト全体にもいえること。自分の体験を通さずに，「キーコンセプトはこの5つです。『希望』っていうのは○○で，『責任』というのは△△で……」と，通り一辺倒に説明されると，とても違和感を覚えるの。

藤田　そう説明されたものとして理解しなければならない，という気にさせてしまうよね。WRAPファシリテーターは「正しいWRAPを知ってる人」という印象があるだろうから。特にねてるさんの場合はよく知られた名前だからさ……。

増川　僕？

藤田　「ねてるさんがこう言っていたから」という話はよく聞くんだよ。

宮本　よく聞く（笑）。でもそれはねてちんの責任じゃないけどね。

増川　うん。そりゃそうだ。その責任は，その人に責任を返していかないといけないよね。それぞれがそれぞれの主体者であるというなら，ほんと，なおさら。

もっとも，僕も，「清志郎がこう言っていた」とか，「ボブ・マーリーが」「ゲーテが」「WRAPでは」とか言うけど（笑）。

でもさ，それは，「僕も～」って思っているけど，僕より前に，それ言っている人がいてさ，とってもカッコいいからさ，みんなも聞いてよ！　みたいなところがある。その人の，その名前を出すことは，その人への「RESPECT」から。その人に「責任」を転嫁して，ではないんだよね。それって，表面的には同じことをしていても，ま

ったく違うものだって思うの。

　藤田　うん，違うよね。

　増川　後さ，逆に，どう考えても僕が言っていたことを自分が考えた言葉のように言う人もいるよ。そして，第3者から，その人の言葉として聞くことがある。あと，明らかに，それは僕の言葉なんだけど，その言葉で，「まったくねてるさんは，○○じゃないんだから」って言い方で，批判(？)されることもある。「おい，それ，俺の言葉……しかもそんな『絶対的』なものではなく」って，思ったりするよ。ま，いったんその人の言葉になったんだったら，それはその人の言葉なわけだからいいんだけれども，複雑な思いにはなるよ。

　そうすると，なんというか，いろんなあり方があってさ，「RESPECT」なのか，「責任転嫁」なのか，あるいは，言い方は悪いけれども「パクリ」なのか。それで随分と違うと思うの。歌でもさ，「オマージュ」なのか，「替え歌，物真似」なのか，「パクリ」なのかで，まったく違うと思うんだけれども。『WRAPではと言われても……』

　あなたの体験どうなんですか？

　そして，話を進めていくと，僕自身の体験からキーコセプトをどう使っていたかを話すと，これまでリカバリーに向けていろいろな努力をした人たちの情報を集めていくなかで，僕はWRAPに出会ってさ，そしてリカバリーには，どうやら5つの鍵があるらしいということがわかって。それで僕も，実際に使ってみたら，確かにこの"5つの"リカバリーに役立つぞ！　ってなっていった。ほんと，これは僕にとっては大きなことだった。自分が『希望』も感じていないのに，無理してそれをしようとすれば不一致を起こすし，その状態のときに僕は，僕の心は，活き活きとはしていない。『責任（responsibility)』にしてもそう。自分にはそれがないと思っていたときには，まわりに巻き込まれるか依存するか，あるいは人のせいにするかという世界にいたけど，自分のなかに「responseする力」があるということを知って，「それならその力を使ってみよう」と思うようになっていった。そして，いまは，ファンタジーの世界ではなく，この現実世界にいる感覚がとてもある。『学ぶこと』『権利擁護』『サポート』も同じ。5つのキーコンセプトで自分自身を点検していくことで，自分の輪郭が見えてくるという感じがあって。そして，ほんと，この世界にリカバリーしてきたって思うんだ。

　宮本　そのように自分自身の体験として5つのキーコンセプトを説明してくれれば，腑に落ちやすいなぁ。

　増川　子どものころには誰しも希望を感じたり，選択できていたり，学べていたり，自分の大切にしていることを言うことができたり，サポートがあるという体験をしているはずなんだよね。その体験があったうえで，5つのキーコンセプトと照らし合わせれば，自分の体験というものは整理できるし，自分の言葉として語れると思うんだけど……。

　藤田　そのはずなんだけど，WRAPファシリテーターでさえ，ゆっきぃが言ってくれたみたいに「自分の体験として話す」のではなくて，通り一辺倒に「解説」してしまうことがあると思うな

第9章　エンディング─Ending

増川　それは違うよね。何度も言うように，個人の体験や発見としてあるので，「私にとって……」という主語がそこにはある。まあ，これがおそらく前提で。もっとも，いちいちそれを言わないことも多いけれども。僕たちに言えることは，自分の眼で見て，自分で感じてきたこと。自分の体験談，なわけで。そうじゃなければ，1度も薬を飲んだことのない医者が，「これが効く（とデータが出てますよ）」と言って処方される薬となんら違いはなく，「そんなによいのなら，まずあなたが飲んでみてよ」と僕なんか思うけども……。つまり，実際の体験談が聴きたいのだから。データじゃなくて。ほんと，しんどかったときは，患者会の会長さんの電話番号を調べて，その方に電話したもの。リアルな声が聴きたくて。でも，まぁそれはいいとして，WRAPってさ，お互いの「体験談・経験」から学び合おうという試みだからさ，それを紹介するよっていう時に，それを語る人が，「WRAPを使った」経験がなければ始まらない。そんな世界観なんだよね。

宮本　だからこそ，WRAPファシリテーターには自分の体験としてキーコンセプトなどを語ってほしい，語れる人にファシリテーターになってほしいと思うの。

藤田　いまは本格的にWRAPに触れる機会はWRAPクラスが多いはずだから，その場所で「私にとって……」という主語を抜かしたキーコンセプトを知ったとしたら，「どうもしっくりこないなぁ」とせっかくの機会を台無しにしてしまう可能性もある。

増川　このところ，「WRAPイコールWRAPクラス」のように誤解が広がっているきらいはあるから，そのWRAPクラスが「押しつけ」の場になっていたら「WRAP，全然よくなかった」という感想をもってしまうかも……ね。

宮本　参加しているみんなとの話のなかで，とても参考になる意見をもらえることもあるから，WRAPクラス自体はよい場所であるとは思っているの。

藤田　ただ，その場がWRAPファシリテーターがWRAPを「教える場」になってしまうと……。

増川　それでは意味がないですね！

宮本　看護師など医療者がWRAPファシリテーターをすることには異論はないんだけど，もしその人が職場でWRAPクラスをもつという場合，先ほどの「自分の体験を通じて語る」というところでの現実的な難しさや葛藤もあるように思うの。だから，当事者と呼ばれる方々のなかにもたくさんのWRAPファシリテーターがいるのだから，そうした方々を招いてクラスを開催してもいいんじゃないかな。

増川　それはいいと思います。ってか，「権利擁護」のところでも，話したように，それすごくやってきていたよね。

宮本　もう1つ，これはお伝えしたいと思っていたことがあって。医療職に就いている方たちがWRAPファシリテーターとしてクラスをもつ機会が増えることによって，「せっかく自分ができること（＝WRAPクラスのファシリテーター）を見つけたのに，自分たちの役割を専門職の人たちに奪われてしまった……」という当事者と呼ばれるWRAPファシリテーターの人たちの声

があるのも事実なの。
　さらに、ファシリテーター養成研修にしても、医療職だけが集まって行うとなると、当事者の人たちから「WRAPファシリテーターというのは結局のところ、専門職の人たちがやるものなのか」と誤解されてしまう懸念もあると思うな。そのようなつもりでファシリテーター養成研修をやっているのではないにしても、結果的にせっかく声を出せた人たちを「黙らせてしまう」ということが起こりえると思うの。

　増川　それは胸が痛くなるね。……とても、痛い。

　宮本　そうなの。そのようなこともあって、もしなんらかの理由で自分の経験を通じてWRAPについて語れないのであれば、当事者のWRAPファシリテーターをお招きしてWRAPクラスを開催してほしい。誰かに押しつけられて話すのでもなく、かといって黙らされるのではなくて、自分の意思で自分自身の経験をただ話すことのできる場所。私はWRAPクラスってそうした場所なんじゃないかと思ってる。

　増川　そうした言葉は、みんなに伝わるよね。

　宮本　うん、伝わるよ。

　増川　くり返しになってしまうんだけど、自分の意思で、自分の体験としてWRAPを語れるのであれば、当事者でも、医者でも、看護師でも、ビル・ゲイツでも、誰でもいいんだよ。それは「精神疾患からのリカバリーを経験したから」語られる何かであると同時に、「生身の人間として語ることのできる何か」なんだからね

……。つまり、キーコンセプトは普遍的に人のなかにあるものなので、それをどう活かすかということを教えること、つまり自分の体験を語ることは誰にでもできると思うし、その体験から学べることは小さくない。しかし自分の体験を語らない／語れないままでWRAPファシリテーターをするのであれば、どうぞ語るべき何かがある人にそのスペースをお譲りください、という感じがあるんだよなぁ。みなさん、どうですか？

　藤田　最近は看護師のWRAPファシリテーターも増えたし、支援者側のファシリテーターも増えてきたよね。でもファシリテーターの資格はとったけど、実際に日常のなかでWRAPを使っていなかったり、WRAPを通じて自身がリカバリーした経験をもっていないのに、患者さんや利用者さんにWRAPをつくってもらおうとしているっていうことを耳にすることもあるよ。

　増川　何度も言うけど、それはそもそもWRAPじゃないから。WRAPじゃない何かだよね。

　藤田　医療の現場で起きやすいこととして、いま話してきたことがあって。自分自身が体験していない、経験していない療法などを患者さんに行おうとしているということは、とても多いよね。

自分の〈本当に感じたこと〉を話すこと

　宮本　自分の体験を話すということに関して、「自分の本当に感じたことを話す」ということは、受け取られ方の問題に絡ん

第9章　エンディング—Ending

で，実はとても難しいと思う。キーコンセプトからは離れるけど，たとえばWRAPのクライシスに関しても，当事者の語る「人生が明日なくなってしまうかもしれない」というレベルのクライシスもあれば，そのような経験をもっていない専門職の語る「お弁当のおかずを忘れてしまった」というレベルのクライシスもあるよね。私はどうしてもそこにギャップを感じてしまって……。つまり，いろいろな経験をしている患者さんたちにはどう映るのか，ということにも気を配ることも大事なのだろうと思ってる。「この人に自分の思いを伝えても無駄だから黙っていよう」と思わせてしまったら，残念な気がする。

増川　具体的な状況がわからないので断言はできないんだけれども，僕からすると，「お弁当のおかずを忘れてしまった」という体験は，「そこに日常生活がある」って感じがして，いまの僕には「それがクライシスだ」というのも，悪くはないんだよね。その感覚がどこからくるかといえば，自分の体験談なんだけれど，自分が薬に溺れていて1人……1人暮らしだったしさ，ホント1人で苦しんでいるときに，実家の母親に電話していたの。「もう本当に苦しくてしょうがない。もう死にたい。自傷が止まらない……」って。そしたら，母親から「話はわかった。でもこっちもそろそろご飯の時間だから切るね」と言われました。僕が「こっちがたいへんなときに何がご飯の時間だよ！」とすごく腹が立った。

でも，ね，いま思い返すと，それはいい経験で，つまり僕の深刻な訴えの「世界」と母親の「世界」には確かにギャップがあるんだけれども，そのときさ，母の言葉からね，「日常生活がそこにある」っていうのがわかったのは，よかったって思っているの。母まで，僕の「自傷行為が止まらない」世界に来ていたらさ，僕は……あるいは「僕たちは」どこまで行っていたんだろうかって思うのね。母が僕を心配していないはずがないしさ。

でも，母には母が現在，観て聴いて，息をしている生活空間があって，それを僕に伝えてくれたの。息子がさ，「もう死ぬ」「自傷行為が止まらない」って言っているところで，心配していないわけないのに，「そろそろご飯だから切るね」って言った母に，僕はとても感謝をしているの。そこにちゃんと留まっていてくれて，ありがとうって。

複数の現実，複数の世界。そして，そこを生きる複数の主体たち。その複数の人たちがね，違った世界を観ていながらも，同じ空間，同じ時間で，ともに生きようとしている……なんかさ，それって，ものすごいことだと思うし，すごい可能性があるって思うんだよね。いろいろあることを認めたときに，僕は可能性が拡がったんだ。だから，自分と違う人が，それでもともにいてくれる……というのが，僕にはよかったの。

藤田　そこでねてるさんは「伝えても無駄だから，もう黙っていよう」とはならなかったのですね。

増川　無駄とかではなくて，「自傷行為が止まらない」は，母の問題ではなくて，僕の問題……というか，「僕に起きていることだから」と，自分のこととして取り組

まないと，と思ったよ。そして，ちゃんと母も，自分のことを「僕になんて言われようと」「僕になんて思われようと」ちゃんと僕に言って，それに取り組むっていうことをした。それは，言っても無駄とか，無駄じゃないとかではなくて，なんていうか，僕のことは僕のこととして僕にちゃんと返して，自分は自分のことを，自分のこととしてちゃんとやる……そんなことだったと思う。そして，だから，僕はまた，「ご飯，もう終わったでしょ」とか言って，電話してるし（笑）。でも，母を傷つけたくないというか，母の時間の邪魔はしたくないって，母に迷惑をかけたくないって，それはちゃんと僕も思うようになっていたのね。その前のやりとりで，母の生活というか，感情というか，ちゃんと聞けているから……。世界は，誰か1人だけの物じゃないからね。いろんな人が，ともにいる場だからね。それがクライシスのときにも感じられるってのは，僕にとってはいいことだったんだ。……熱くなっちゃって，ごめん。

宮本　ううん。「お弁当のおかず……」の例を出したのは，その具体的な内容の是非について問いたいわけではなくて，「押し黙らなくていい場」とはどのようなものなのか，とても大事な課題だと思うからなの。医療職（専門職）が行うWRAPクラスで配慮すべき事柄は，おそらくここにも含まれていると思う。

増川　WRAPクラスは社会性を帯びたものなので，ゆっきぃがいま例を出して話してくれたように，下手をすると「押し黙らせてしまう」危険は，あるよね。でもWRAPはあくまでその人のものであるので，個人の声が黙ってしまうということはないんじゃないかとも，思うんだ。嫌だと思ったら，クラスに人は出なくなるもん。あるいは，いやいや参加するということだって，参加者にはできると思うんだ。僕で言えば，高校のときの授業みたいに（笑）。

宮本　でも，医療の場では，どうなんだろう？　あるいは，それは，ねてちんは，プログラムが嫌だったら来なくてもいいよ，という感じでやっているからであって，医療スタッフがクラスをやると，「必ず，参加しなさい」と強制力が働く可能性があるって，私は思うのね。

増川　えっ，そんなことって，あるのか……。いや，それは，もしかしたら，あるかもね。ちょっとびっくりというか，そもそも，そんなことは，考えもしていなかった……。

宮本　うん。可能性はあると思うの。そして，私が言っているのは，そこのこと。

増川　……言ってくれて，ありがとう。

あらためて
キーコンセプトに関して

増川　盛り上がってきたところで，でも，そろそろ時間が……。あと，どのくらい大丈夫。

宮本　うん，あと少し。

増川　だよね。そしたらさ，そろそろ終了なんだけれども……。今回はね，キーコンセプトに関して，ゆっきぃとコモンくんと話ができてとてもよかったと思う。キーコンセプト，コモンくんは「航空写真で撮影した地図のようなもの」で，それを使え

第9章　エンディング—Ending

ば「正しい道に戻ってこられる感覚」が得られると。

藤田　戻ってこられて，先の未来が拓ける感じです。

増川　そしてゆっきぃは，「うん，そうだよね」という腑に落ちる感覚，真実を言っているな，という感覚をもっている。

宮本　うん。そうだね。

増川　そういうことからさ，あらためて僕は，キーコンセプトって，「言葉」じゃなくて，人のなかにある，誰もがもっている，リカバリーの力，みたいなものだと思いました。言うならば，リカバリーが起きるときの「アレ」なわけだけれども，「アレ」といっても掴みづらいから，「希望」「責任」「学ぶこと」「権利擁護」「サポート」って名づけられている。名前がないと，なかなか扱うことが難しいから。あと，他人と共有したり，会話したり，それをするために「言葉」が与えられている。でも，本当は，その「言葉」ではなくて，キーコンセプトは，リカバリーしているときに見受けられる「アレ」なんだって，あらためて思った次第です。だから，そのことについて語ろうと思ったら，それを「語る個人」が，そのことを体験している必要があって。で，ゆっきぃ，コモンくんは，ほんと体験から「アレ」を感じていて，それを語ってくれている……って感じました。そして，感じ方にも個性があると思います。なので，僕は，「WRAPは誰のもの？」って聞かれたら，「それをつくって，それを使う，その人のもの」って，答える。そのことが，ほんと明確になったな。

WRAPは，WRAPについて話しをしたり，している人のものではなく，WRAPユーザーのもの。それって，とても大切なことだと思う。

藤田　そうだね。

増川　僕は「キーコンセプト前後」によって精神医療は分けられる，今後はまったく違う時代がくると確信しています（もちろんWRAPは精神医療だけで使えるというわけではありません）。患者であった僕の立場から話すと，病気を治したくて，自分自身をコントロールしたくて，闇雲にいろいろなことを試してみた時期があった。たとえば，薬物で脳の神経をコントロールすることも試みたしね。しかし，5つのキーコンセプトが見つかったいま，そこにアプローチすることで，「寛解」ということではなくて，本当に「病気が治る」，あるいは「精神病がなくなる」時代がくると思えるようになった。

「病気」というか，その「症状」が問題なのではないって，いま僕は思うのです。僕だったら，変な夢をよく見る。人よりまとまって起きていられる時間が，短い。でもきっと，そのこと自体が「問題」なのではないって，僕は自分の体験から思う。問題があるとしたら，そうなった時に，「そこに巻き込まれる」「そこに飲み込まれる」っていうここが，「困ったこと」なのでした。

そして，かつて僕は，薬剤を使って，それを引き起こす頭の中をなんとかコントロールしようとした。しかし，「医療ではもう限界です」と言われた。そして，その次に「WRAP」に出会って，「自分の取り扱い」を学んでいった。そしたら，「変な夢を見やすい」というのは，物語を編むのには強

みになっていっているということを感じるようになった……。

　WRAPのワークショップの後で，そこに参加していたある精神科医に言われたことがあります。「もし，自分が君の主治医だったら，私は君に◯◯という薬を処方するだろう。あなたのいまの様子は，ちょっと×××だからね。でも，もし，◯◯を飲んだら，君はいまのその仕事はできなくなると思う。だから，私は，薬の服用をお勧めしない。もっとも，君は，自分のことをちゃんと扱えているようだし，何も問題ないと思う」と。

　僕は，WRAPに出会って，「症状対処」というところから，「自分取り扱い」というところに，"取り組む方向性"が変わっていった。そしたら，「変な夢を見やすい」は「創造性」に，「すぐ眠たくなる」は，「すぐに眠ってリフレッシュがしやすい能力」という特性に変わっていった。もちろん，社会生活ということで考えると，その性質は困難さに結びつくことも多いんだけれども，WRAP以前と以後では，僕には世界が違って観えているんだ。違って，というか，いまの夢の見やすさ，覚醒時間の短さが，僕にやってくる前の僕の感じに……言い方を代えれば，発病前の世界がある感じ。

　ほんと，これが拡がれば，新しい時代になる，これから，あたらしい時代が始まるって，僕は思うよ。なぜって，それは僕たちにはWRAPがあるから。僕たちは，どんな状況にあろうとも，"自分自身を扱えるシステム"を手にすることができたのだから。

　藤田　これから大きく動く時代がくるかもしれないね。薬が発見されたときみたいに。

また，話そう

　増川　もっと，話したいなぁ。でも，もうこんな時間だ。少し過ぎちゃったけれども，ゆっきぃ，大丈夫？

　宮本　うん，でも，もう行かなきゃ。

　増川　もっと，話したいから，駅まで一緒に行こうかな。

　宮本　ううん，ここでいいよ。また，話そう。

　増川　うん。そうだね。またね。遅くなっちゃったけど，ほんと，今日はありがとね。

　宮本　こちらこそ。

　藤田　ありがとうございました。今後とも，どうぞ，よろしくお願いします。

　宮本　はい。よろしくお願いしますね。

　増川　ゆっきぃ，今回は話せて，ほんとよかったよ。

　宮本　うん，私も。話せて，よかった。またね。

Dialogue9　エンディング―Ending　了

あとがき

　この本を共に創ってきたねてるさん。あとがきを書く機会をくれてありがとう。僕は"ねてるプロデューサー"として積極的に表に出ることは控え，監修役に徹するつもりでいました。でも，そんな僕に総合プロデュースの立場からこのあとがきを書かせてもらえる機会をもらえて，とても感謝しています。

　僕がWRAPに出会ったのは2013年のことです。当時勤めていた訪問看護ステーションで「今，WRAPってのが流行ってきてるらしいよ。研修会があるから行こう」と誘われたのが初めてでした。1日のWRAP体験クラスだったのですが，正直「何なんだこれは？ こういう療法ができたんだな。まあいろんなものができるね〜。僕には関係ないけど」と思ったのを覚えています。
　当時の僕は，精神科認定看護師養成研修会の講師を務めたり，さまざまな講演会を頼まれたり，大学の看護学部へ講義に呼ばれたり，多くの大学の先生方と親交が深まったり，専門誌への執筆も数多くしていたりと，精神科看護に対しては自分なりの思いや自負をもっており，「自分の考えが正しい」と思っていました。だから僕にとっては「WRAPはよくわからないもの」「また誰かが開発した新しい療法」という感覚でした。

　しかし同じ年，初めて参加したリカバリー全国フォーラムのこと。WRAPの分科会に参加したときに，増川ねてるさんと出会ったのです。数時間の体験クラスではありましたが，いちばん初めに参加したWRAPクラスとは違った雰囲気でした。
　その時もWRAPについては何だかよくわからないという印象は同じでした。ただ，不思議ととても心地のよい時間だったのです。もっとWRAPを知りたくなり，ねてるさんが行うWRAP集中クラスにエントリーし，参加しました。
　そこでの体験は悲惨なものでした。僕は人前で話すのには慣れていたはずでした。ところがWRAPで問われることに何1つ答えが浮かんでこなかったのです。最初の衝撃は「あなたの希望の感覚は何ですか？」「あなたはどんなところで希望を感じますか？」という問い。僕は絶句しました。「希望？　希望って何だ？　どんな答えを求められてるんだ？ そもそも希望なんて考えたこともない……」。とにかく，僕にとってのWRAPとの出会いはとても苦しかったことをハッキリ覚えています。
　その時のメインファシリテーターがねてるさんでした。WRAPは苦しかったけど，ねてるさんの創り出す空気感が好きで，クラスの仲間との一体感や安心感がとても心地よく，たった2日間の集中クラスで，一生の仲間ができました。
　そのままねてるさんに引き寄せられるように行ったWRAPファシリテーター養成研修。ファシリテーターにはなったものの，WRAPのことについてはまだまだざっぱりわからな

いまま。でも、そこで出会った同期のファシリテーター仲間、かけがえのない仲間たちに出会え、かけがえのない宝物となりました。

　そのあたりから徐々にWRAPにハマりだし、自分自身と向き合うことにとっても苦しみを感じながらも、仲間たちと創り出すクラスの心地よさにやみつきになる感覚をもつようになりました。ファシリテーター養成研修の最終日、研修をしてくださった坂本明子さんの言葉は今でも忘れられません。

　僕は精神科の看護師です。だから、「そんなに流行っているのなら、WRAPを患者さんに使えないか？」という安易な考えでWRAPの世界に飛び込んでいきました。これについては、ねてるさんも散々言っていますし、本書の中で何度も話題になってきているのですが、「WRAPは患者さんに使う、施すようなもの」ではありません。とはいえ、僕はWRAPを知った当初、WRAPを患者さんに使おうとしてきました。ところがうまくいかない。しっくりこないのです。それはそうです。WRAPは自分で作る自分の取り扱い説明書。そして使うのも自分自身。看護師が患者さんのために作るものではないのです。

　そのことに気付き出したのは、ファシリテーターになり、何度もねてるさんが行うクラスのサポーターとしてWRAPクラスに参加し、自分の体験を繰り返し話すようになってからでした。

　僕は小さい頃から人間関係が苦手でした。よくいじめにも遭いました。
　認められたい、褒められたい、賞賛されたい……、僕にはその思いがとても強く、認められようと必死でした。病棟看護師をしていた時代、管理職をしていた時代、そして独立型の訪問看護ステーションを立ち上げてやった時代。認められ、賞賛され、スポットライトを浴びる時もありました。その場所にたどり着きたくて、スポットライトを浴びる位置にいたくて、一生懸命に走りました。止まったらスポットライトを浴びれなくなるんじゃないかと不安でした。スポットライトの強烈な快楽に吸い寄せられていたのだと思います。しかし、それは本来の自分ではなく、無理をしている自分だったのです。
　当然、無理を続けているわけですから、歪みは生じてきます。その生じた歪みから、さまざまなつらい体験もしました。自分が一生懸命に創り上げてきたものを奪われるという体験もしました。そしてずっと夢に描いていた、そして仲間たちとようやく実現しようとしていた僕の夢も奪われてしまうという体験もしました。
　苦い思い出もたくさんあります。しかし、そんな僕自身の在り方、僕の本当の位置を気付かせてくれたのがWRAPでした。
　そして、増川ねてるでした。

ねてるさんへ

「表に出ないように」と思っていた僕に，「あとがきをコモンくんも書いてよ。僕への手紙って感じで。僕への公開手紙なんてワクワクするね」って言ってくれ，あとがきを書く機会をくれてありがとう。

ついに本が出版されたね。ねてるさんと出会い，僕の「精神科看護師の中にWRAPを広めたい」という思いに共感してくれて，いちばん初めに開催したのが「日本精神科看護学術集会in広島（2014年）」でのWRAPの企画セミナーだったね。「精神科看護師の中にWRAPを！」のいちばん初めの取り組み。そこから精神科看護でのWRAPの特集，ねてるさんのWRAPの連載，そして今回の出版。

ともに歩んできてくれてありがとう。

「いちばんになりたい」「スポットライトを浴びていたい」という思いをもっていたけど，自分では無理していて，実はいちばんの位置は苦手なんだと思い始めていた僕に，それを気付かせてくれたのが「島WRAP第一章」大久野島でのWRAPクラスだった。そのとき「僕は0から1を創り出すのは苦手だ。でも生み出された1を50にも100にも広げるのは得意だ」と気付かせてくれた。この時から僕はいちばんではなく，2番手でプロデュースする方が向いているとわかり，そこに徹するようにした。

その後「島WRAP第二章」小豆島で会場に貼ってあった『違っていてくれてありがとう』。これには衝撃を受けた。それまでの僕は違っていることはダメなことだと思っていた。でも，「違っていてもいいんだ」ってことに気付かせてもらったよ。あの，ねてるさんのニクイ演出で，僕はとても救われた感じがした。その時の衝撃は今も忘れられないよ。ありがとう。

そのことに気付いた僕は，"いい感じの自分"に「自分がいちばんじゃなくてもいいと思える」「違いを受け入れられる」というのを書き加えるようになった。さらに，イマイチわからなかった希望に「自分がプロデュースすることで，プロデュースした相手が輝いているのを見たとき」と書いた。僕は今，株式会社の代表取締役として社長をしている。だけど，僕がいちばん表に出るんじゃなくて，スタッフ1人1人が魂から喜ぶ仕事を創り出すのが僕の仕事だと思っているし，スタッフ1人1人がそれぞれの場所で，なくてはならい存在になっていく。そのためのプロデュースをすることが社長の役割なんだと思えるようになったよ。それも，WRAPに出会い，自分の体験を話し，WRAP通してリカバリーを体験し，そしていろいろな，たくさんの人の体験に触れたおかげだと思っている。

ねてるさんの人柄に触れ，ねてるさんの創り出す空気感の居心地のよさを感じ，ねてるさんの追っかけをしてきたことで，こうやってWRAPの本を出版することができた。ねてるさんのおかげだと思っているよ。本当にありがとう。

お互いいろいろなことがあったよね。つらい体験もたくさんしてきたよね。だけど，今こうやってあとがきを書く立場にいさせてもらえているのも，WRAPを通してたくさんの仲間と出会い，WRAPを通してたくさんの人の体験を聞き，WRAPを通してリカバリーをしてきたからだと思う。

　ねてるさん，感動に浸ってる暇はないよ。次の本の制作に取りかかるよ。そして，まだまだ僕らには残されたミッションがある。この本を出版して完結じゃない。精神医療に革命を。まだまだ残されたミッションに向かって，さらにねてるプロデュースをするから，これからもよろしくね。

　親愛なる友であるねてるさんへ。コモンくんより。

　最後に，今回のダイアログに快く参加してくれたみなさま，コラムを寄稿してくれたみなさま。本当にありがとうございました。そして僕の心のパンドラの箱の鎖を切って，後を放置した坂本明子さん，ありがとうございました（笑）。それに島WRAPを企画してくれた島WRAPpeaseのみなさま，ありがとうございました。そして全国のWRAPファシリテーターの仲間のみなさん。みなさんのおかげでここまで来ることができました。感謝します。第2弾の「プラン編」もお楽しみに！

　　　　　　　　　　2016年5月　さいたま市北区の自宅にて　藤田茂治

WRAP®を始める！
── 精神科看護師とのWRAP®入門【リカバリーのキーコンセプトと元気に役立つ道具箱編】

2016年7月25日　第1版第1刷発行
2022年4月15日　第1版第3刷発行

編著者　増川ねてる・藤田茂治
発行者　水野慶三
発行所　株式会社精神看護出版
　　　　〒140-0001　東京都品川区北品川1-13-10
　　　　ストークビル北品川 5F
　　　　TEL 03-5715-3545　FAX 03-5715-3546
印　刷　株式会社スキルプリネット
表紙・本文デザイン　浅井 健

Printed in Japan　ISBN978-4-86294-057-5 C3047　©2016 精神看護出版

- ●落丁本／乱丁本はお取り替えいたします。
- ●本書内容の無断複写は著作権法上での例外を除き禁じられています。
- ●本書に掲載された著作物の複製・翻訳・上映・譲渡・公衆送信（データベースへの取込および送信可能化権を含む）に関する許諾権は、小社が保有しています。